**Leben Lernen**

Die Reihe »Leben Lernen« stellt auf wissenschaftlicher Grundlage Ansätze und Erfahrungen moderner Psychotherapien und Beratungsformen vor; sie wendet sich an die Fachleute aus den helfenden Berufen, an psychologisch Interessierte und an alle nach Lösung ihrer Probleme Suchenden.

Alle Bücher aus der Reihe ›Leben Lernen‹ finden Sie unter:
www.klett-cotta.de/lebenlernen

Führt das romantische Liebeskonzept Paare in die Sackgasse einer narzisstisch gefärbten Bindung? Wo die symbiotische Zuwendung zueinander das Selbstgefühl jedes Partners auf die angenehmste Weise steigern und damit Ängste beschwichtigen konnte, werden häufig kleine oder größere Kränkungen, ein Nachlassen der Aufmerksamkeit zur Bedrohung von Erotik und letztlich auch der Liebe. In der Paaranalyse geht es, wie Wolfgang Schmidbauer an vielen Beispielen zeigt, darum, Paaren wieder einen Zugang zur »animalischen« Ebene ihrer Beziehung zu zeigen. Die animalischen Gefühle orientieren sich an Lust und Unlust, zärtliche Nähe wird aktiv hergestellt und nicht vorwurfsvoll eingeklagt, wie es in der narzisstischen, an der Sicherung des Selbstgefühls interessierten Liebe meist geschieht. Ein wichtiges Korrektiv in unserer narzisstisch geprägten Zeit.

Wolfgang Schmidbauer

# Animalische und narzisstische Liebe

## Zur Paaranalyse der romantischen Bindung

Klett-Cotta

Klett-Cotta
www.klett-cotta.de

Cover: Jutta Herden, Stuttgart
unter Verwendung einer Abbildung von Janet/Adobe Stock
Gesetzt von Eberl & Koesel Studio, Kempten
Gedruckt und gebunden von CPI – Clausen & Bosse, Leck
ISBN 978-3-608-89316-8
E-Book ISBN 978-3-608-12163-6
PDF-E-Book ISBN 978-3-608-20619-7

Bibliografische Information der Deutschen Nationalbibliothek
Die Deutsche Nationalbibliothek verzeichnet diese Publikation in der Deutschen Nationalbibliografie; detaillierte bibliografische Daten sind im Internet über http://dnb.d-nb.de abrufbar.

# Inhalt


**Vorwort** ... 7

**Einleitung** ... 9

Die Komponenten der Liebe ... 10

Das verlorene Gleichgewicht ... 13

Entwicklung endet erst im Tod ... 19

**1 Der verängstigte Mann** ... 25

**Kurze Kulturgeschichte der Geschlechterbeziehung** ... 25

Die Implosion des männlichen Selbstgefühls ... 28

Aus dem kalten Ende wird kein warmer Anfang ... 34

Der Eremit im Kinderzimmer – oder die Angst vor der Liebe ... 38

**2 Riskante Entwicklungen** ... 43

Die Spaltung ... 51

**3 Die Witwe von Ephesus** ... 54

Die Überlebenden ... 66

Zur Psychoanalyse der Manipulierbarkeit ... 70

Die romantische Nekrophilie ... 74

**4 Die erste und die zweite Liebe** ... 78

Latenz als Dauerzustand ... 90

Die Einsicht in eigene Grenzen ... 95

Im Ritual legieren sich animalische und narzisstische Anteile ... 102

Wie sich Rituale bilden ... 105

Ritual und Gegenritual ... 107

Ritual und Distanz ... 115

**5 Eifersucht** 120
Der Sex der anderen 125
Kontrolle, Gewalt und Würde 132

**6 Tödlicher Ernst und romantische Ironie** 136
Vom Fürstenhof zum Supermarktparkplatz 139
Vom Segen der Ironie 145
Auf dem Weg zur Kälte 147
Von der romantischen Liebe zur negativen Bindung 158

**Schluss** 162

**Literatur** 166

# Vorwort

Die romantische Liebe fasziniert nicht deshalb, weil sie oft gelingt und insgesamt befriedigender ist als die Zweckgemeinschaft der arrangierten Ehe. Im Gegenteil: *Gerade weil sie so selten ihr Versprechen erfüllen kann, hängen wir so intensiv an ihr und sind bereit, ihr Scheitern nicht als Konstruktionsfehler zu deuten und den nächsten Versuch zu starten.*

Die Bereitschaft, Scheitern und Leid zu vergessen und alle Hoffnung auf das seltene Gelingen zu setzen, hat die romantische Liebe triumphieren lassen und die Moderne verführt, auf diesem unsoliden Fundament die ebenso riskante wie kreative Kleinfamilie zu errichten.

Die Psychoanalyse hat die animalischen Wurzeln der Liebe freigelegt und gegen die Kulturforderungen verteidigt. Freud hat nicht vorausgesehen, dass in der Konsumgesellschaft weniger Verdrängung, Verleugnung und Schuldgefühl erotische Beziehungen belasten, als das Streben nach narzisstischer Aufwertung und symbiotischer Harmonie. Wer die romantischen Ideale nicht durch Ironie und Humor entschärft, läuft Gefahr, reale Nähe zu verlieren.

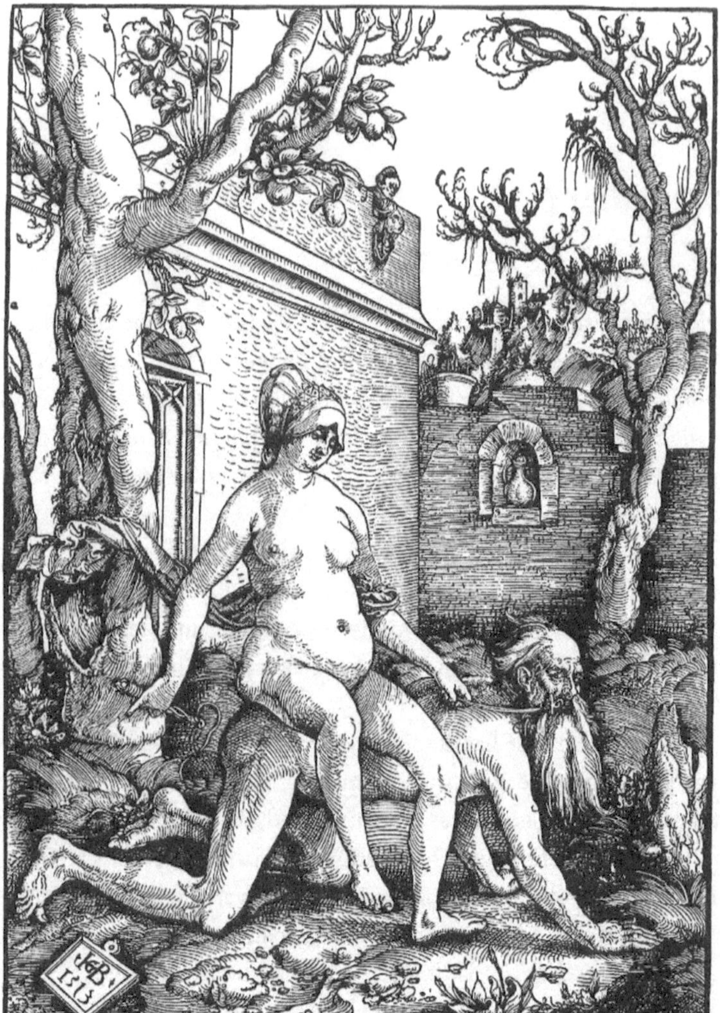


*Die Frau und der Philosoph*
Holzschnitt von Hans Baldung Grien

# Einleitung

Die Analysandin, eine 50-jährige Akademikerin, hat mit einem langjährigen Freund einen schönen Abend entworfen: gemeinsam kochen, bei Kerzenlicht essen, Gespräche, je nach Stimmung auch Sex. Es ist seine Küche, er ist stolz auf seine Geräte und faucht sie an, als sie mit dem Messer ein Stück Gemüse in der Pfanne zerkleinert, pass doch auf, die Beschichtung geht kaputt. »Er hat mich so aggressiv angeschaut, hat richtig gefunkelt, ich hab ihm doch nichts getan, die Stimmung war verdorben, ich hatte wenig Appetit, hab mich so durch den Abend geschleppt, er war dann wieder ganz lieb, ich wollte aber nicht bleiben, er hat mir noch angeboten, mir die Reste des Auflaufs einzupacken. Aber ich glaube, es wird nichts mit uns, er ist einfach nicht der Richtige.«

»In solchen Konflikten«, sage ich hinter der Couch, »gibt es eine animalische und eine romantische oder narzisstische Lösung.«

»Und die wären?«

»Animalisch ist es, sich anzuknurren und sich dann wieder zu vertragen, als ob nichts gewesen wäre. Narzisstisch ist es, den Konflikt festzuhalten und nach einer Möglichkeit zu suchen, dass er sich niemals wiederholt. Das wäre dann das romantische Ideal.«

»Dann suche ich doch eher nach der narzisstischen Lösung.«

Diese ängstlich getönte Suche der Analysandin lässt sich mit ihrer frühen Erfahrung einer nicht belastbaren Mutter verbinden: Die Tochter fühlte sich nicht in ihren Emotionen beschützt. Sie war zu selten sicher, ob sie auch nach Äußerungen von Ärger und Distanzbedürfnis die wohlwollende Mutter wiederfinden würde. So verbinden sich frühe Erfahrung und romantische Sehnsucht: Das romantische Ideal lässt sich nur dadurch stabilisieren, dass es *verloren und wiedergefunden* werden darf.

Rein psychologisch, ohne Wissen um Geschichte und Soziologie, lässt sich das romantische Ideal nicht verstehen. Es besteht aus Zitaten, aus Erwartungen, welche frühere Gesellschaften aus mündlichen, später schriftlichen Traditionen schöpften, während heute die optischen Medien, Film und Video dominieren. Die erotische Bindung beruht auf einer Idealisierung, die sich aus dem aufbaut, was das Ich über *die Liebe* weiß. Diese Idealisierung wurde in traditionellen Kulturen durch starke Normen für Männer und Frauen stabilisiert; es gab in diesen Normen keine Homoerotik, keine Bisexualität.

Der Schritt zur romantischen Bindung ist auch einer aus diesen Normen heraus, in eine Vielfalt hinein, die zu dem neuen Modus der individualisierten Gesellschaft gehört: Es geht jetzt um Entwicklung, um Vielfalt, um Selbstverwirklichung. Die idealisierte Bindung wird weniger durch Normen, mehr und mehr durch Empathie aufrechterhalten. Das bedeutet mehr Freiheit und mehr offenkundiges Scheitern: Ehen sind jetzt »zerrüttet«, wenn Partner miteinander unzufrieden sind; die Suche nach einem Schuldigen tritt zurück.

## Die Komponenten der Liebe

1. Das Animalische verbindet den Menschen mit den Säugetieren und äußert sich unter anderem in der Nähe und Aufmerksamkeit, mit der wir Tiere beobachten, sie in unseren Haushalt aufnehmen, uns mit ihnen identifizieren und ihnen nahe fühlen. Es ist geprägt vom Erleben der aus dem Körperinneren stammenden Erfahrungen von Lust und Unlust, die Nahrungsaufnahme, Ausscheidung, Schutz vor Kälte und Hitze steuern. Es schafft unkomplizierte, leicht nachvollziehbare Verbindungen zwischen Innen- und Außenwelt.
   Das Animalische macht »gleich« – alle Menschen kennen Hunger und Durst, jeder »muss mal«. Die Beobachtung von Tieren ist ein Lehrmeister der von der Lebensphilosophie gepriesenen Fähigkeit des carpe diem[1], sich ganz dem Augenblick hinzugeben. Tiere un-

1 Carpe diem (wörtlich: »Pflücke den Tag«) ist eine Sentenz aus der um 23 v. Chr. entstandenen Ode »An Leukonoë« des römischen Dichters Horaz. Sinngleich das deutsche Lied »Freut euch des Lebens«.

tereinander behandeln verlässlich Kinder wie Kinder und Erwachsene wie Erwachsene. Symbiotische Zuwendung endet klar. Die Nähe-Distanz-Regulierung zwischen Erwachsenen hat eine impulsive Grundlage. Sobald das Tierkind selbst für sich sorgen kann, reagiert die Mutter eindeutig abweisend, wenn es Nähe sucht und Milch haben möchte. Die romantische Auffassung der Liebe imaginiert hingegen einen Dauerzustand wechselseitiger Empathie und bietet dadurch Ansatzpunkte für Fixierungen und Ansprüche, die dem animalischen Modell fremd sind.

2. Die narzisstische Komponente wird vom Erleben eines kulturell vermittelten Selbstbildes getragen, das Scham- und Schuldgefühle bewachen. Während in der psychiatrischen und auch in der testpsychologischen Tradition Narzissmus als Störung angesehen wird, die durch Eitelkeit, Mangel an Empathie und durch exzessives Geltungsbedürfnis charakterisierbar ist, untersucht die Psychoanalyse vor allem die *Entwicklung* des Selbstgefühls und seine Verbindung zum Erleben von Beziehungen, die es festigen oder gefährden. Die narzisstische Störung fällt vor allem dann auf, wenn das Selbstgefühl nicht durch Austausch nach dem Motto *gelten und gelten lassen* gefestigt wird, sondern durch Raubbau: Wie kann ein grandioses Ego möglichst viel Geltung ohne Rücksicht auf andere sammeln? Die animalische Steuerung des Verhaltens mit ihren klaren, impulsiven und hedonistischen Strukturen kann die komplexen narzisstischen Bedürfnisse integrieren, wenn das kleine Kind sich beschützt und in seinen vitalen Äußerungen angemessen gespiegelt erlebte. Wo das nicht der Fall war und die autoerotischen Orientierungen instabil bleiben, droht die Gefahr, dass die lebenserhaltenden animalischen Steuerungen nicht zuverlässig arbeiten. Narzisstische Modelle erleben die animalischen Forderungen als Gefahr. Sie entwerfen ideale Bilder und suchen von außen her Körper und Psyche zu formen, wie im Fall der Essstörungen oder der Geschlechtsdysphorie. Eine narzisstische Orientierung fragt, was richtig ist, was falsch, während eine animalische Lust sucht. Narzisstische Haltungen neigen zur Kompromisslosigkeit, zu Stolz, Vorurteil und Rachsucht. Eine animalisch fundierte Orientierung

hingegen sucht nach ökonomischen Lösungen und akzeptiert Kompromisse.

Während in einer voranalytischen Betrachtung des Narzissmus dieser als »schlecht« und sein Fehlen (bzw. seine Verleugnung) als »gut« gelten, ist die dynamische Auffassung von der Einsicht geprägt, dass narzisstische Bedürfnisse zum Menschen gehören. Wesentlich ist, wie sich der Narzissmus entwickelt, ob er auf einer primitiven Stufe bleibt oder reifen kann. Der primitive Narzissmus gehorcht dem fanatischen Alles-oder-nichts-Prinzip. Er spaltet, es gibt nur »ganz gute« oder »ganz schlechte« Objekte. Reifer Narzissmus lässt die guten Aspekte einer geliebten Person weiterhin gelten, wenn sich diese lieblos verhalten hat.

Die klinischen Aspekte des Animalischen und des Narzisstischen lassen sich so zusammenfassen: Wer die impulsive, zyklische Welt des Animalischen kontrolliert, um narzisstische besetzte Ideale zu bewahren, schützt sich vor Ängsten, riskiert aber depressive Zustände. Wer umgekehrt die Ideale preisgibt, weil animalische Impulse locken, ist weniger durch Depressionen gefährdet, aber vermehrt (Verlust-)Ängsten ausgesetzt.

3. Die romantische Haltung verbindet die animalischen und narzisstischen Bestandteile der Liebe zu einer idealen Konstruktion. Ihr Kern ist eine wechselseitige Idealisierung: das Gegenüber verkörpert die eigene Sehnsucht nach vollkommener Harmonie der narzisstischen und der animalischen Komponenten. In der Verbindung werden frühere, etwas aus Kindheitstraumen stammende Hemmungen gelöscht und die in das Gegenüber projizierten Stärken werden Teil des eigenen Ich. Zu den (illusionär) überwundenen Schwächen gehört das Gefühl, isoliert zu sein. In Schillers Ode an die Freude ist das so formuliert:

   Ja – wer auch nur eine Seele
   Sein nennt auf dem Erdenrund!
   Und wers nie gekonnt, der stehle
   Weinend sich aus diesem Bund!

Die romantische Liebe wird nicht, wie die traditionelle Ehe, durch Gehorsam gefestigt, sondern durch Empathie. Das fordert ständige Abstimmung mit dem Gegenüber und ein intensives Interesse an ihm, um die Entwicklungsmöglichkeiten der Beziehung zu erkennen und zu fördern. Das macht die romantische Liebe so attraktiv, fördert aber auch unrealistische Erwartungen, vor allem weil ähnliche Haltungen auch auf Kinder treffen, die den Liebesbund erweitern (und gefährden). Errungenschaften des reifen Narzissmus, Kreativität, Ironie und Humor sind unverzichtbar, um Höhenflug und Absturz zu mäßigen.

## Das verlorene Gleichgewicht

Es ist ein Privileg meines Berufs als Einzel- und Paartherapeut, dass ich mit solchen Konflikten manchmal nur einmal, dann aber auch wieder über Jahre hin zu tun habe. In der Paaranalyse lässt sich die Störung der Idylle an Beispielen klären, getragen von der Hoffnung, dass das Paar in Zukunft anders damit umgehen kann. In der Einzelanalyse wird deutlich, wie groß die Neigung ist, solche Szenen zu wiederholen, wie oft es nötig ist, das Muster durchzuarbeiten.

Das Animalische ist leichter zu fassen als das Narzisstische. Die Reaktion des Mannes, der die Beschichtung seiner Pfanne vor dem Messer seiner Liebsten schützen will, zeigt ein Dilemma. Tiere haben keine beschichteten Pfannen, daher scheint es auch krumm, die Aggression des Verteidigers mit dem Animalischen zu verbinden. Dennoch halte ich an dem Begriff fest. Die Erinnerung an das Tier gibt der menschlichen Impulsivität etwas wie Unschuld und Tradition zurück. Sie erleichtern es, belastete Situationen zu verarbeiten, während die Überschätzung des Narzisstischen in die Ödnis moralischer Korrektheit führt.

Die narzisstische Dimension wurzelt in der Symbiose zwischen Mutter und Kind, der Ausschließlichkeit einer lebenswichtigen und nicht teilbaren Beziehung. Eben diese Qualitäten haben die Symbiose zu einer mächtigen Triebkraft der kulturellen Entwicklung gemacht. Es war nur nötig, sie mit deren unentbehrlichen Werkzeugen, zu denen auch Mythen und Werte gehörten, in eine ähnlich exklusive und leidenschaftliche Beziehung zu setzen.

Der empörte Eigentümer kann nicht gleichzeitig seine Werte beschützen und pfleglich mit seiner Freundin umgehen; die empörte Freundin verliert mit ihm und subjektiv durch ihn die Möglichkeit, sich sexueller Nähe zu erfreuen, weil *die Beziehung nicht stimmt.* Es ist für sie unerträglich, dass die Haut der Pfanne wichtiger sein soll als die ihrige.

Das symbiotisch-romantische Missverständnis sieht so aus: Der eine glaubt, er dürfe die Haut seiner Pfanne verteidigen, denn *die Freundin wisse doch genau, dass sie ihm tausendmal wichtiger ist als jede Pfanne,* und wenn sie das nicht wissen und ihm eine Szene machen wolle – was sei dann von ihrer Liebe zu halten? Der Freundin freilich ist sein zorniger Blick Beweis genug – er liebt sie nicht, denn wenn er das täte, würde er so nicht blicken.

Was die Frau so empfindlich auf den Ärger ihres Freundes reagieren lässt, ist ebenso wie dessen Verteidigung seiner Pfanne Folge der Erwartungen an die Konstanz einer narzisstisch besetzten Welt. Solche Erwartungen leugnen die animalische Realität: Suche nach Lust, kämpferische Ungeduld, ständige Wachsamkeit, Impulse hin zu Kampf oder Flucht. Sie schwächen die Fähigkeit, es sich nach dem ersten und vor dem nächsten Konflikt einfach gut gehen zu lassen.

In der paaranalytischen Arbeit geht es darum, ein verlorenes Gleichgewicht zwischen den animalischen und den narzisstischen Anteilen der Beziehung wiederzufinden. Die animalischen Gefühle orientieren sich an Lust und Unlust, die narzisstischen an der Sicherung des Selbstgefühls. Sobald Ängste vor Unsicherheit, Kränkung und Schmerz überhandnehmen, schwindet die Erotik und mit ihr die Chance für eine periodische Auflösung und Wiedergeburt des urteilenden Ichs.

Der am Scheideweg der Evolution menschlicher Gesellschaften vollzogene Schritt zu einer Paarbindung, in der Mutter-Kind-Symbiose und sexueller Trieb zu einem Bündel geschnürt wurden, ist schöpferisch und riskant zugleich. Im guten Fall sorgt das narzisstische Element für einen sicheren Raum, in dem sich die animalischen Bedürfnisse als Kraftquelle entfalten können; im schlechten verendet die animalische Energie unter den Trümmern des in kompromissloser Sturheit zerstörten Gebäudes.

Die Psychoanalyse ist ein Anwalt des Animalischen im menschlichen Leben. Freud sah ihre wichtigste Aufgabe darin, mit wissenschaftlichen Argumenten gegen kulturelle Forderungen vorzugehen, die den Einzelnen schaden.

Paaranalyse kann Paare darin unterstützen, einen neuen Zugang zu der animalischen Ebene ihrer Beziehung zu finden. Ein Gegenüber, mit dem gemeinsam sich einmal das Selbstgefühl steigerte und Ängste zurücktraten, hat sich in eine Quelle von Zweifeln und Ängsten verwandelt. Männer und Frauen *sehen* keine erwachsene, erotisch attraktive Person mehr, die sie hochschätzt und liebt, sondern ein feindliches Überich. Gegen dieses wehren sie sich mit den eigenen Normen. Dialoge werden lauter – und kälter. Sie verbannen erotische Gedanken aus ihrem Erleben und richten sich auf Angriff und Verteidigung ein.

Um sich zu entfalten, brauchen Zärtlichkeit und Erotik einen Raum, in dem Nähe aktiv hergestellt und nicht vorwurfsvoll eingeklagt wird. Die animalische Ebene lässt sich bei spielenden Kindern gut beobachten: Näheangebote werden angenommen oder abgelehnt, beides geschieht intuitiv und spontan, Zurückweisungen führen nicht zu Rückzug, sondern zum nächsten Versuch bei diesem oder auch einem anderen Objekt.

Das ändert sich dramatisch in Pubertät und Adoleszenz. Intuition und Spontaneität treten zurück, Zweifel an der eigenen Attraktivität und Ängste vor Zurückweisung bedrücken das Ich. Erwachsen zu werden hat sich aus einem Prozess biologischer Reifung zu einer Beziehungsdynamik verwandelt. Das war unausweichlich, aber es kostete einen emotionalen Halt, den die Offenheit gegenüber den elementaren Angeboten des Körpers bietet. Sie schützen uns vor der Depression.

Die von ihren narzisstischen Strukturen beherrschte Psyche errichtet eine manische Abwehr, die ihre kreatürlichen Grenzen ebenso leugnet, wie sie Leben und Vielfalt opfert. Eine solche Abwehr verheißt die Machbarkeit von Glück; wer im Leben alles richtig macht, findet das Paradies auf Erden. Wenn diese Abwehr zusammenbricht, begräbt sie den Zugang zu den vitalen Ressourcen, die lebendig sind, aber nicht richtig. Das Ergebnis sind depressive Zustände in ihren Varianten von Schwere und Dauer.

Einst war erwachsen, wer alleine in der Wildnis überleben und einen Sexualpartner finden konnte. Es fehlte der Tisch, an dem sich den Eltern unterwerfen muss, wer von ihm essen will. Wo Besitz kontrolliert und übergeben werden soll, gewinnt die narzisstische Dimension an Macht, es gibt dankbare Erben und Enterbte, Kain und Abel. Nicht mehr nur Frauen, Männer und ihre Lust aufeinander, sondern die richtige und die falsche Lust.

In der intuitiven Regelung von (erotischer) Nähe und Distanz ist Spontaneität erlaubt, aber riskant. In einem Video habe ich einen Löwen gesehen, der sich an eine Löwin kuschelt. Dann versucht er zu kopulieren, sie springt auf, schlägt mit der Tatze, fletscht die Zähne, er trollt sich. Der Beobachter kann nicht wissen, ob Löwe und Löwin nach dieser Szene über richtig/falsch nachdenken, aber er gewinnt doch den Eindruck, dass es wenig wahrscheinlich ist und der Löwe so wenig entmutigt ist wie die Löwin, sich künftig spontan zu verhalten.

Diese animalische Sicherheit ist dem Menschen nicht durch eine Erbsünde, sondern durch Erziehung geraubt worden. In den traditionellen Gesellschaften schufen soziale Normen wie die »eheliche Pflicht« einen kalten und latent destruktiven Ersatz, der sich durch Emanzipation und Individualisierung auflöst. Ganz verschwunden ist er keineswegs, wie das Beispiel des Ehemanns zeigt, der viele Jahre kein sexuelles Interesse an seiner Frau gezeigt hat. Seit sie einen Liebhaber hat, wirft er ihr vor, ihn auszunützen, weil sie »von meinem Geld lebt«, während sie den gemeinsamen Haushalt führt und sich um die Kinder kümmert.

Seit Menschen versuchen, sich selbst zu verstehen, ringen sie mit dem Konflikt, den ich hier als Gegensatz zwischen animalischen und narzisstischen Positionen fasse. In der griechischen Mythologie steht Aphrodite für die Macht des Animalischen, Hera für die Heiligkeit von Bindung und Ehe, Athene für die kluge Wahl. Es sind sehr menschliche Göttinnen, denn als Eris einen goldenen Apfel in ihre Mitte wirft und ruft »der Schönsten«, will keine verzichten.

Ein weiterer Mythos ist von Platon überliefert: der von den urtümlichen Kugelmenschen, die stärker zu werden drohten als die Olympier. Zeus zerschnitt sie, wie man Eier mit einem Haar schneidet, zog Haut über die Wundflächen und schuf so nicht nur Männer und Frauen, sondern auch Eros selbst, die Sehnsucht, sich mit der verlorenen Hälfte zu verbinden. Toleranter als viele Sexualethiker der Geschichte gab Platon der Homoerotik ebenso viel Bedeutung wie der Heterosexualität: Die Kugelmenschen hatten drei Geschlechter, Mannmann, Weibweib, Weibmann. Sie alle sehnen sich nach der verlorenen Hälfte. Sie tun alles, um sie zu finden. Wenn ihnen das glückt, können sie sich nicht ohne Schmerzen lösen.

Der Monotheismus raubt die Möglichkeit, uns Konflikte in einem Streit von Göttern und Heroen verständlicher zu machen. Wo im antiken Athen noch der adelige Grieche überzeugt war, ihm stünde eine Ehefrau für den rechtmäßigen Nachwuchs und eine Hetäre für kluge Gespräche und verfeinerten Eros zu, sind Petrarca und Dante die wichtigsten Beispiele für den kulturellen Schritt zu einer idealisierten Liebe.

Ich erinnere mich an eine Diskussion 2015 in Jena, in der ich mit einem ebenso neugierigen wie literarisch kundigen Hörerkreis über Friedrich Schlegels 1799 erschienenen Roman »Lucinde« sprach und die Ambivalenz des romantischen Projekts in den modernen Beziehungen schilderte.

Der biographische Hintergrund von »Lucinde« ist spannend genug. Die Heldin ist der als Brendel Mendelssohn in einer jüdischen Familie geborenen Dorothea Friederike Schlegel nachempfunden, die der acht Jahre jüngere Autor des Romans nach ihrer Scheidung und Konversion zum Protestantismus 1799 heiratete.

Brendel hatte mit 14 Jahren den Kaufmann Simon Veit geheiratet und ihm vier Söhne geboren, von denen zwei – Jonas und Philipp Veit – überlebten. Sie wurden Mitgründer der »Nazarener« genannten Gruppe von Malern. Brendel lernte Schlegel in einem Salon kennen. Die beiden verliebten sich, Brendel konvertierte zum Protestantismus und nahm einen neuen Namen an, um Schlegel heiraten zu können.

Sie setzte sich damit über die bei ihrer Scheidung von einem

Rabbinatsgericht verhängten Forderungen der Ehelosigkeit und der Treue zum Judentum hinweg. In dieser ungewöhnlichen Beziehung wurzelt die erste literarische Darstellung der romantischen Liebe als Fundament einer Lebensgemeinschaft, in der Schlegel Lyrik, Epos und philosophische Thesen zu einem für damalige wie heutige Leser fordernden »Roman« kombiniert. Der Autor wurde heftig angegriffen, vor allem, als er später gemeinsam mit Dorothea noch einmal die Konfession wechselte und zum Katholizismus übertrat.

Ein Zuhörer in Jena brachte die Spannung zwischen den romantischen Idealen und den im Fundamentalismus wieder laut werdenden Forderungen auf den aktuellen Punkt: »Heißt das, wir verteidigen die romantische Liebe am Hindukusch?«

Das war sechs Jahre vor der Preisgabe einer Intervention, der sich Europa mit großen Opfern und geringem Erfolg angeschlossen hatte. Mir hat damals der Gedanke gefallen, weltfremd wie er war. Aber sehr viel von dem, was der Westen in Afghanistan versuchte, war von Korruption und Lüge vergiftet.

Im Grunde wissen wir nicht genau, was wir verteidigen, wenn wir um den Erhalt der romantischen Liebe kämpfen. Sie entzieht sich einer Definition und schöpft Kraft aus der eigenen Unmöglichkeit.

Ich übersinne Zeit und Raum,
Ich frage leise Blum‘ und Baum;
Es bringt die Luft den Hauch zurück:
»Da, wo du nicht bist, ist das Glück!«[2]

Die romantische Liebe lässt sich als Sehnsucht nach einer vollkommenen Beziehung verstehen, in der zwei Menschen ihr persönliches Paradies finden – und sich entsprechend verwundbar machen. Sie hebt den Unterschied zwischen der himmlischen und der irdischen, der realen und der idealen, der animalischen und der narzisstischen Liebe auf – in einem grandiosen Versprechen, denn halten lässt sich dieses Versprechen nur mit Hilfe von Illusionen. Auf Dauer er-

2 Des »Fremdlings Abendlied« (1821) von Georg Philipp Schmidt von Lübeck. Franz Schubert hat es unter dem Titel »Der Wanderer« vertont.

träglich bleibt es allein durch ironische Distanz oder wärmenden Humor.

Die nach vielen Jahren immer noch als glücklich geschätzte Ehe beruht nicht darauf, dass eine romantische Sehnsucht *erfüllt* wurde. Im Gegenteil: Die Liebenden, die ihre Bindung wagten, haben die Nicht-Erfüllung kooperativ bewältigt, es miteinander ausgehalten und *diesen* Prozess idealisieren können. Gealterte Paare, die sich ihrer wechselseitigen Liebe sicher geworden sind, wecken eine andere Art von Glück, aber auch von Wehmut als die Liebenden des Melodrams, die sich nach bewältigten Gefahren in die Arme nehmen.

Es kann durchaus ein Triumph der Liebe und nicht nur der Ausdauer sein, wenn eine goldene Hochzeit gefeiert wird. Die Freude am erotischen Gelingen intensiviert sich im Alter gerade aus den inzwischen wohlbekannten Gefahren des Scheiterns. Endlich wird der Teil, der sich mehr Kraft und Ausdauer bewahrt hat, doppelt unter dem Verlust leiden, den Krankheit, Schwäche und endlich der Tod dem Bund zufügen.

## Entwicklung endet erst im Tod

Die romantische Sehnsucht ist eine adoleszente Bewegung und führt dazu, dass die moderne Persönlichkeit den Zustand des Erwachsenseins als Prozess erlebt, der immer unvollständig bleibt, nach Neuem sucht und erst mit dem Tod endet. Martin Walser hat das wiederholt ausgesprochen: *Bei Menschen, die wirklich leben, hört die Pubertät nie auf.*[3] Pubertät löst Grenzen auf. Sie trifft radikale Entscheidungen, sie öffnet Räume, je nach Blickwinkel und persönlichen Möglichkeiten zum Nutzen oder Nachteil für die Beteiligten.

Es ist in der Adoleszenz »normal«, sich eine von der Normalität der Eltern abweichende Norm zu suchen: die kleinbürgerlichen Eltern werden durch Besäufnis und Punk-Frisur konterkariert, die linken durch Nazi-Symbole, die wohlgenährten durch Anorexie, die gleichgültigen durch Fanatismus.

3 In einem Interview mit der Süddeutschen Zeitung, 17.5.2010.

Unsere westliche Welt hat sich zu einer Konsumgesellschaft entwickelt, in der verwöhnende Situationen selbstverständlich sind. Im guten Fall funktioniert vieles mühelos auf Knopfdruck; im schlechten geht gar nichts mehr und wir verstehen nicht, warum. Es ist verständlich, dass in dieser Dynamik die Sehnsucht nach den alten, überschaubaren Strukturen Macht gewinnt.

Kein Futurologe hat Szenarien vorausgesagt wie das IS-Kalifat, wo die modernste Kommunikationstechnik verwendet wurde, um Kindern liberaler Eltern die Rolle einer verschleierten Kämpferbraut einzupflanzen. Die verwendeten Überzeugungskünste nutzen die schwärmerische Phantasie von Aufbruch, Reinheit und Neuanfang, die in unserer emotionalen Tradition zur romantischen Liebe gehören.

Partner-Portale und Apps für Seitensprünge und Gruppensex beschleunigen die Erotik und rauben den Partnern nicht nur die Sehnsucht, sondern auch die Zeit, ihre Bindung zu entwickeln. Wo die Fundamentalisten Krieg führen, operiert die elektronische Piraterie in der Liebeswelt ähnlich wie die moderne Agrarchemie. Diese bekämpft Unkräuter, indem sie ihnen eine Überdosis an synthetischen Hormonen verabreicht, sodass sich die Disteln zu Tode blühen.

Die zeitgemäße Realität der Liebe ist ein Bund zweier Menschen, die aus mitgebrachten Traditionsfragmenten ihre Rituale formen und keine Autorität in Liebesdingen über ihr Urteil stellen. Dieser Bund musste schon immer kämpfen, um Einflüsse von außen teils abzuwehren, teils zu verdauen. Diese Aufgabe ist anspruchsvoller geworden, aber faszinierend geblieben.

Solange Paare zusammen ihre Regeln und Rituale aufbauen, ihre Bindung stärken, brauchen sie keinen Rat von außen, im Gegenteil: Vorgefertigte Bilder, traditionelle Regeln engen den schönen Spielraum ein. Was glückliche Paare richtig machen, muss ihnen niemand erklären; klärungsbedürftig ist die Frage, was bei den unglücklichen schiefläuft.

Das von Freud vorsichtig, von Wilhelm Reich kämpferisch vorgebrachte Unternehmen, die Erotik in ihrer natürlichen Schönheit und Vielfalt wahrzunehmen und zu pflegen, hat mehr Freiheit ermöglicht, aber auch neue Unterdrückung geschaffen. »Repressive Entsublimierung«[4] wurde zum Schlagwort der sechziger Jahre.

In der Konsumgesellschaft wurde die Bedeutung der Erotik als Werbeträger entdeckt. Sie soll nicht mehr sublimiert werden und kulturelle Leistungen ermöglichen, sondern zum Vehikel für neu geschaffene Bedürfnisse werden. Burka und Porno markieren die Pole eines Magnetfeldes, das den Kompass der romantischen Liebe irritiert. Bald wird die erotische Phantasie hinter Schloss und Riegel gebracht, bald entzaubert sie sich zur rhythmischen Gymnastik entlang einer infantilen Schau- und Zeigelust.

Ein Liebesgedicht und seine Wirkungen sind ebenso mächtig und aufschlussreich wie ein gläserner Penis mit eingebauter Kamera, der das Scheideninnere beim Orgasmus »erkennt«. Dennoch hat in einer Welt, in der es beides gibt, das Gedicht eine andere Position als in einer Welt ohne die Fetische der Physiologie.

Die Taylorisierung der Liebe in Ratgebern und Videos über die perfekte Stimulation ist sich ihrer Trostlosigkeit nicht bewusst. Liebe muss scheitern dürfen, sie braucht den Mut, sich dieser Gefahr zu stellen. Was bleibt ihr noch an Kraft, wenn sie erst einmal jeden Schatten des Verdachts entkräften muss, am falschen Ort, zur falschen Zeit angetroffen zu werden?

Die Liebe hat es nicht leicht, den Kurs zwischen den Gefahren korrekter Ödnis und übergriffigen Missbrauchs zu finden. Gotteskrieger können sie so wenig brauchen wie Bürokraten; die Wissenschaft ist meist auf der Seite der Politiker, verspricht also auch keine Hilfe. Und Kunst geht, wer will es ihr übelnehmen, nach Brot, nicht anders als die Liebe selbst, über deren Neigung zu »Suppenlogik und Knödelargumenten« Heine lächelte. Wer den Wert der Liebe hochschätzt und nicht auf die Hoffnung verzichten will, dass sie auch unter widrigen Umständen und unmöglichen Voraussetzungen gedeihen kann, wird dennoch und gerade wegen ihrer schillernden Vielfalt und chronischen Unberechenbarkeit an ihr festhalten. Und damit an dem

4 Herbert Marcuse, Triebstruktur und Gesellschaft, Frankfurt am Main 1965, sowie Reimut Reiche, Sexualität und Klassenkampf. Zur Kritik repressiver Entsublimierung, Frankfurt am Main 1968.

Glauben, dass der Erotik niemals ganz und gar die Möglichkeit abgesprochen werden sollte, etwas Gutes zu bewirken.

Die Paaranalysen der romantischen Liebe finden Leserinnen und Leser in den folgenden sechs Essays. Im ersten Kapitel geht es um die Ängste des in patriarchalischen Traditionen »starken« Geschlechts, sich auf die Möglichkeiten der romantischen Bindung einzulassen und Krisen gemeinsam zu bewältigen. Verleugnete Schwäche gefährdet die Bindung, lässt sie womöglich gar nicht entstehen. Klischees wie das vom ratlosen Mann und der in Liebesdingen tonangebenden Frau gefährden einen Dialog, der über der Einsicht in unterschiedliche Bedürfnisse die Wärme nicht verliert und den Machtkampf meidet.

Durch die Komplikationen einer individualisierten Biographie sind in beiden Geschlechtern narzisstische Ängste gewachsen, mit ihnen die Schwierigkeiten, das Animalische zu integrieren. Eltern, deren körperliche Beziehung erkaltet ist, erschweren ihren Kindern den Umgang mit den entsprechenden Ängsten. Zuflucht bieten dann Subkulturen, in denen jungen Erwachsenen vermittelt wird, das Animalische sei veraltet und in der Suche nach einer sexuellen Identität keine Hilfe.

Im zweiten Kapitel wird untersucht, was die romantische Liebe so attraktiv macht, dass sie sich trotz der mit ihr verbundenen Gefahren sowohl gegen die traditionell arrangierte Ehe wie auch gegen die sozialrevolutionäre Kritik als »bürgerliches« Besitzverhältnis behauptet. Der Widerspruch löst sich auf, wenn wir das psychologische Gesetz der Macht gerade einer unterbrochenen (intermittierenden) Belohnung einbeziehen. Nicht der Häufigkeit, sondern der Seltenheit des Erfolges verdankt die romantische Liebe ihre Bedeutung für die Sehnsucht nach Vollendung des Lebens. Eine Untersuchung der Nähe romantischer Vorstellungen zu dem primitiven Abwehrmechanismus der Spaltung schließt das Kapitel.

Im dritten Kapitel »Die Witwe von Ephesos« beginnt die weitere Untersuchung des Risikos der romantischen Beziehungen mit Hilfe einer dezidiert antiromantischen Anekdote. Die Innigkeit der menschlichen Zweierbeziehung führt dazu, dass Treuebruch und Verlusterfahrung zwar faktisch verarbeitet werden, das erlebende Ich aber diese Verarbeitung nicht konzipieren kann. Wir finden sie unmöglich – und können sie doch. Ähnlich paradox ist das Erleben einer *einzigen* großen, verschmelzenden Liebe neben dem Wissen, dass es sich bei genauer Betrachtung um *zwei* unterschiedliche Idealisierungen handelt. Themen wie die Liebe zu einer Puppe oder, moderner, zu einem Cyborg beweisen die nekrophile Komponente der romantischen Liebe, die in ihrem Streben nicht wählerisch ist, sich den Mythos der Verschmelzung zu beweisen.

Im vierten Kapitel geht es um die erste Liebe. Sie kann lebensprägende Kraft entfalten, sowohl in ihrem Fortbestehen wie in ihrem Scheitern. Dieses kann, wie in einer Fallgeschichte beleuchtet wird, dazu führen, dass das romantische Unternehmen komplett aufgegeben wird. Ob Liebeskatastrophen überwunden werden oder die Fähigkeit lähmen, sich noch einmal zu verlieben, hängt von der Integration der animalischen Lebendigkeit in die narzisstischen Strukturen des Selbstgefühls ab. Diese ist kein individuelles Geschehen, sondern beruht auf den Möglichkeiten von Paaren, Rituale zu finden, die das Selbstgefühl der Beteiligten festigen und so die Verarbeitung früherer, traumatischer Liebesbrüche begünstigen.

Das fünfte Kapitel ist der Eifersucht gewidmet. Sie steht für spezifisch menschliche Themen, die dem Animalischen fremd sind: den Neid auf Gefühle und die Angst, eine Bindung zu verlieren, weil es ein »besseres« Liebesobjekt gibt. Sie kann eine Regression zu primitiv-narzisstischen Lösungen einleiten, in denen alles bisher als gut Erlebte verschwindet und die Bindung zerstört wird. Sie kann aber auch verarbeitet werden und dem Paar ein Stück narzisstischer Reife schenken. Die Paaranalyse kann Eifersüchtige unterstützen, Projektionen zurückzunehmen und zu der Würde von Partnern zurückzufinden, die liebevoll miteinander umgehen, aber nicht (mehr) versuchen, durch Kontrolle und Übergriff sicherzugehen.

Das sechste Kapitel ergänzt die klinische Perspektive durch historische und soziologische Aspekte. Es beginnt mit einer Untersuchung des fundamentalistischen Kriegszuges gegen die weibliche Schulbildung und populistischen Argumenten gegen eine empathische und differenzierte Wahrnehmung der Sexualität in ihren unterschiedlichen Bestrebungen. Totalitarismus, Korruption und Kriminalität sind mit den Prinzipien der romantischen Bindung unvereinbar, weil jedes Gewaltregime den empathischen Raum vergiftet.

Europa ist von solchen Tendenzen ganz und gar nicht frei. Das beweisen die Ängste vor asylsuchenden und geflüchteten jungen Männern. Das Narrativ ist Vergewaltigung, nicht Neugier und Freundschaft.

Die romantische Bindung ringt heute damit, dass die Mehrheit der Beziehungen interkulturell geworden ist. Sie kann an dem zu verarbeitenden Maß von Fremdem wachsen oder scheitern. Es ist normal geworden, sich beraten zu lassen. Wenn Paartherapie in den Medien oft ironisch konnotiert ist, spricht das für die Einsicht, dass (romantische) Ironie und Humor helfen können, mit Liebesidealen zurechtzukommen.

KAPITEL 1

# Der verängstigte Mann

## Kurze Kulturgeschichte der Geschlechterbeziehung

Die Auflösung der agrarischen Traditionen hat eine neue Dynamik in den Konflikten zwischen den animalischen und den narzisstischen Seiten der sexuellen Beziehungen gebracht, die in vieler Hinsicht an die evolutionären Anfänge erinnert. In den Traditionen Europas war der kriegerische Mann ein Symbol für die Macht des Animalischen. Er nahm sich notfalls mit Gewalt, was er begehrte; aggressive und erotische Impulsivität wurde ihm weit eher verziehen als dem weiblichen Geschlecht. Mit den zivilisatorischen Prozessen, die zur modernen, individualisierten Ehe führten, organisierten sich die mit der Erotik verknüpften Ängste neu. Beide Geschlechter sind nun in einer neuen Form aneinander gebunden und voneinander abhängig.

Die romantische Liebe löst die in den frühen nomadischen und agrarischen Kulturen verbreitete Legierung von männlicher Herrschaft, sexueller Doppelmoral und Aggression auf. Sie gibt den Frauen Macht, indem sie die der Männer beschränkt, wie vorher republikanische Entwicklungen die Macht des Stärkeren zügelten und dem Staat das Gewaltmonopol zusprachen. Manche Männer verzichten freiwillig, weil sie die neuen Möglichkeiten der Selbstverwirklichung und Beziehungsgestaltung nutzen und entdecken, dass diese für sie befriedigender sind als die patriarchalische Dominanz. Künstler und Homosexuelle sind darin Pioniere. Andere Männer fühlen sich beraubt und möchten umkehren. Zwischen diesen Polen entfaltet sich die moderne Männlichkeit.

Zu Beginn des 19. Jahrhunderts belebte sich die Geschichte, als hätte sie Blut getrunken: Das Zeitalter des Historismus begann. Die romantische Liebe wurde nicht neu erfunden, sie wurde wiederentdeckt und in neue Formen gegossen. Sie verband sich nicht nur mit dem wachsenden Individualismus der bürgerlichen Gesellschaft, sie wurde dessen Triebkraft und Vitamin in einem: Männer und Frauen sollten einander als Einzelne zugleich erschaffen und im Paar transzendieren.

Die Ritter am feudalen Hof mussten erst lernen, was ihrer Erfahrung widersprach. Die Herrin war *nur* eine Frau und hatte doch *mehr* zu bestimmen als der Mann aus niederem Adel. In der Neuzeit gewinnt die Rolle des Troubadours, der ein Lehen ersingt, bürgerliche Gestalt: den Hauslehrer, strebsames Kleinbürgerkind, Akademiker ohne Amt, der in den Häusern der Adeligen und Patrizier nun schon viel direkter mit der Herrin verhandelt, unter welchen Bedingungen er die Söhne und Töchter des Hauses »bilden« soll.

Viele der Dichter, die das bürgerliche Lebensgefühl im 18. und 19. Jahrhundert formuliert und geprägt haben, waren solche (Haus-) Lehrer. Wo diese Liebesauffassung ihren ausformulierten Höhepunkt erreicht, in Werken wie Adalbert Stifters »Nachsommer«, verarbeitet der Autor seine eigene Geschichte in der Handlung eines Romans.

Ein Hauslehrer verliebt sich in die Schwester des Sohnes aus adeliger Familie, den er unterrichtet. Sie erwidert seine Zuneigung, beide gestehen sich ihre Liebe. Während die Tochter entschlossen ist, an seiner Seite gegen die Standesschranken zu kämpfen, gehorcht er dem Appell ihrer Mutter. Zur heftigsten Empörung der Geliebten trennt er sich von ihr. Sie fühlt sich verraten; er glaubt, sie aus Liebe vor einem Skandal zu bewahren. Frauen übernehmen die Führung; der Mann verliert seine Potenz, wird wieder zum folgsamen Kind.

Er bleibt unverheiratet und kinderlos, während sie standesgemäß heiratet.

Viele Jahre später ist der Hauslehrer Eigentümer eines großen Gutes und geschätzter Ratgeber des Kaisers, die adelige Erbin ist Witwe und Mutter zweier schöner Kinder. Beide haben ihre Liebe nie vergessen können – so erblüht der »Nachsommer«.

Das ist mit viel Detailreichtum ausgeführt und mit einem zweiten Erzählstrang verknüpft, der den Ich-Erzähler mit der anbetungswürdigen Enkelin jener Herrin verbindet, welche der Liebe zwischen dem armen Hauslehrer und ihrer schönen Tochter ein Ende machte. In ihrem Scheitern, verborgenen Weiterfließen und heimlich-verschämter Neugeburt ist die romantische Liebe gebrochen und wiederhergestellt: von den ersten Blicken zum ewigen Bund.

Im »Nachsommer« stehen die Frauen, von der Herrin über die Tochter bis zur Enkelin, durchweg über den Männern, die sich ihre Liebe verdienen müssen. Das spiegelt sich sogar noch in den Namen der Güter: das Gut der Herrinnen wird der Sternhof genannt, während das Gut der strebsamen Männer Asperhof heißt, getreu dem lateinischen *per aspera ad astra*[5]: über mühsame Wege erringen Männer Liebe und Ruhm.

In den frühen Phasen der romantischen Liebesideologie war es die Eroberung der reichen Braut durch den abenteuerlustigen Mann, der neben dem Schwert auch die Feder zu nutzen wusste. Bis ins 20. Jahrhundert hinein sind Dichter-Biographien von diesem Motiv getränkt. Aber ein zweites tritt ihm zur Seite: das nach Gleichberechtigung strebende »zweite« Geschlecht macht sich die gleiche Forderung zu eigen.

Das tüchtige und gesunde, wenngleich arme Mädchen ist eine bessere Partie als die kränkelnde, launische reiche Erbin – das ist die Botschaft in Jeremias Gotthelfs »Uli der Knecht«. Frauen warten nicht auf den Prinzen, sie sind aktiv, ergreifen einen Beruf und streben nach Selbstverwirklichung. So werden sie zu Partnern der Männer, die sich nicht mehr in die feudale Tradition fügen.

Wer in einer agrarisch geprägten Kultur den Hof nicht erbte und keine Hoferbin heiratete, wählte nicht selten das Kloster. Die romantische Liebe ersetzt es durch den nicht weniger idealisierten Bund, einander in der Selbstverwirklichung zu unterstützen. Sie will etwas Neues schaffen, das über die ungenügende Mitgift hinausgeht.

Die traditionelle, arrangierte Ehe ist defensiv; sie soll das Vorhandene bewahren und für legitime Erben sorgen. Die romantische Liebe ist offensiv und daher stets von Selbstüberschätzung bedroht. Sie will ganz anders und auf jeden Fall großartiger sein als die Beziehun-

5 Wörtlich: Auf rauen (Wegen) zu den Sternen. Der Satz stammt von dem römischen Philosophen Seneca.

gen, die von den Eltern vorgelebt wurden. Vom Rand der Gesellschaft und der Beschränkung auf das männliche Geschlecht sind die Akteurinnen und Akteure in ihr Zentrum gewandert und so zahlreich geworden, dass ein neues kulturelles Ideal entstand.

In zahllosen Variationen von der hohen Literatur bis zum Arztroman mischen sich Schicksal und Liebe. Hindernisse werden ausgemalt, gefährliche Wege entworfen, damit die Liebe über alle Grenzen von Stand und Vermögen, alle Intrigen und Neider triumphiert.

## Die Implosion des männlichen Selbstgefühls

In der Physik ist die Implosion das Gegenteil der Explosion. Wenn wir aus einem zerbrechlichen Gefäß die Luft herauspumpen, wird es unter dem Druck der Luftsäule zerbersten. Gegenwärtig lässt sich in der männlichen Erlebniswelt eine Art Implosion beobachten, ein Zusammenbruch des Selbstgefühls in der Begegnung mit Frauen, die »Druck machen«.

In der individualisierten Liebe wird die narzisstische Dominanz einer männlichen Rollentradition zur Konfliktquelle. Freuds Theorie der Verdrängung musste gerade zu der Zeit entdeckt werden, in der diese Konflikte rapide an Wucht zunahmen und drohten, die Gesundheit vieler Menschen zu gefährden. Die von der romantischen Liebe angebotene Lösung bleibt prekär: Sie vereint nicht zwei biologisch und in ihren kulturellen Traditionen unterschiedliche Wesen, sondern sie schafft erst einmal zwei aufeinander bezogene Aufopferungen, von denen jede im Dienst gemeinsamer Harmonie aufkommende Störungen ignoriert und aus dem Bewusstsein verbannt.

Dadurch entsteht eine paradoxe Überlegenheit des seit Jahrhunderten besser mit Selbstverleugnung im Interesse einer Stabilisierung von Beziehungen vertrauten Geschlechts. In der individualisierten Beziehungswelt werden die Frauen zu Expertinnen. »Sagt mir, ob ich sie empfinde«, bittet Cherubino die Frauen in einer der schönsten Arien von Mozarts revolutionärer Oper »Die Hochzeit des Figaro«, »denn ihr wisst, was die Liebe ist!«

Die von narzisstischen Implosionen gefährdeten Männer torpedieren die Liebe durch Rückzug. Sie setzen sich selbst auf die Anklagebank animalischer Schwäche und erleben Frauen als *zu stark.* Sie bejammern sich selbst (und bringen in indirekter Aggression ihre Partnerinnen zur Verzweiflung), keine *richtige Liebe* zu empfinden. Sie seien aus Gutmütigkeit und Verlustangst in eine Beziehung hineingestolpert. Ihre Bindung gründe sich auf Scham über die eigene Gleichgültigkeit und auf Schuldgefühle, eine Partnerin im Stich zu lassen, die unbedingt eine Beziehung wolle.

Manchmal behaupten diese Männer gegenüber Dritten, nichts sehnlicher zu wünschen, als die sie bedrängenden Frauen endlich los zu sein. Ziehen sich diese jedoch zurück, werden sie unter Ängsten zurückgebettelt. Das geschieht nicht im Gestus der leidenschaftlichen Eroberung, sondern indem der Mann Forderungen abarbeitet. *O.k., ich habe es eingesehen, es geht nicht anders, ziehen wir zusammen, wenn du ein Kind bekommst, ist es auch gut.*

In der Beziehung zu Kindern sind diese Männer liebevoll. Von der Last romantischer Ansprüche befreit, wirken sie zärtlich und dankbar. In der erotischen Beziehung zur Partnerin ist die narzisstische Implosion zählebig. Ein wichtiger Stimulus ist der Neid auf andere Beziehungen, die sie in eben dem Glanz wahrnehmen, der ihnen in ihrer eigenen fehlt.

Während der Arbeitswoche kann der Wechsel zwischen Tätigkeit und Erholung in der Familie noch gelingen. Aber am Wochenende oder im Urlaub, wenn andere Paare, andere Familien in den Blick geraten, wenn die Atmosphäre im Sommer am Strand erotisiert ist, entwickeln diese Männer Depressionen. Sie fühlen sich im falschen Leben, mit der falschen Frau, und es ist alles ihre Schuld, weil sie es nicht geschafft haben, die richtige Frau zu erobern.

Freud hat diese Schwäche mit einer unbewussten Fixierung an die Mutter erklärt. Die Ehefrau wird zur Madonna; sexuell interessant wäre die verbotene Hure. Bei Männern, die sich als romantische Versager erleben, klingt diese Spaltung an. Sie beschreiben den Sex mit der Frau, von der sie sich in eine Beziehung gezwungen fühlen, als *normal.* Hauptsache, die Partnerin beklagt sich nicht.

Wenn das verliebte Paar eine Familie gründet, verändert sich die individualisierte Liebe radikal. Das Paar wendet sich dem Kind zu und verliert die Zweierbeziehung in der bisherigen Form. Der Raum schwindet, in dem sich die Aufmerksamkeit füreinander ungestört entfalten kann.

In einer Analyse sexueller Attraktivität lassen sich die animalischen und die narzisstischen Komponenten vor allem unter den Gesichtspunkten von Zerbrechlichkeit und Regeneration unterscheiden. In den Metaphern Liebender spielt der Knacks oder Bruch oft eine unheilvolle Rolle. Irgendwann geschieht etwas, und die narzisstische Illusion bekommt einen Riss, wie ein Porzellanteller, der nicht mehr klingt, sondern scheppert, wenn man mit dem Knöchel klopft.

Demgegenüber ist die animalische Quelle der Attraktivität vergleichsweise unerschütterlich und regeneriert sich nach Zurückweisungen, wenn ihr Zeit und Raum gelassen werden. Die narzisstische Komponente hingegen führt dazu, dass Bedürftigkeit als Schwäche bewertet wird, die eine gekränkte Person dem Schuldigen gegenüber verleugnet. *Ich verweigere mich dir, weil du mich nicht verstanden hast* ist eine typische narzisstische Blockade.

Das Tier kann sie mühelos überwinden. Wer Menschen beobachtet, wird erkennen, wie früh und nachhaltig die Bereitschaft einsetzt, Befriedigungen zu opfern, um einem Gegenüber zu vermitteln, dass es Empathie nicht verweigern darf. Paare, die in einer narzisstischen Krise Hilfe suchen, erkennen oft betroffen, wie wenig sie noch in der Lage sind, einander als begehrenswert *wahrzunehmen*, obwohl sie sich problemlos darauf einigen können, wie sehr ihnen diese animalische Wärme und Nähe *fehlen*.

Je weniger animalische Quellen gegenseitiger Attraktion ein Paar erschließen und festigen konnte, desto verletzlicher ist es durch die Anforderungen der Nähe. Das beginnt beim gemeinsamen Haushalt mit angeblich nicht verhandelbaren Forderungen an Ordnung und Sauberkeit, steigert sich aber noch einmal radikal, wenn ein Baby versorgt werden muss, das seinerseits ja nicht die geringsten Probleme hat, Forderungen zu äußern. Dann mag sich zeigen, dass die allgemeine Hemmung des Animalischen während der frühen Erziehung dazu geführt hat, dass es quasi ein Kontingent von Bedürfnisäußerungen gibt, die gerade noch ertragen werden können.

Mit Sätzen wie *Ich will kein zweites Baby* wird verscheucht, wer erotische Wünsche hat.

Die Freizeitbeziehung, in der sich das Paar ungestört seinen animalischen Bedürfnissen überlassen kann, endet oft schon in der Vorbereitung auf die Familiengründung durch eine gemeinsame Wohnung. Gar nicht selten bemerken Paare nach diesem Schritt, dass das erotische Interesse abgenommen hat, wenn sie es mit dem Leben in getrennten Wohnungen oder in einem Hotel vergleichen.

Wie das Kind gelernt hat, *erst* seine Hausaufgaben zu machen und *danach* zu spielen, weicht das Interesse an der Erotik dem Vorrang der Aufgaben im Haushalt und der Sorge für die Kinder. Die Partner genießen nicht mehr Freizeit, sie bewerten Leistung. Sie messen einander an idealisierten Elternbildern, suchen und finden, mit allen Konsequenzen, in dem jetzt zu Vater, zu Mutter gewordenen Gegenüber die eigene Mutter, den eigenen Vater.

Sie tauschen die animalische Stärkung des Selbstgefühls gegen eine narzisstisch besetzte Utopie und den erotisch zugewandten Partner gegen das Versprechen, dass Opfermut seinen Lohn in sich trägt und irgendwann schon wieder Zeit für die Liebe kommen wird. Wenn Eheleute in dieser Aufbauphase daran scheitern, einander bei guter Laune zu halten, werden sie zur Angstquelle für die Kinder. Sie sind enttäuscht, frustriert, bekümmert, latent wütend. Die Kinder bemerken das und fürchten sich.

Wenn Eltern ihre erotische Freude aneinander verlieren, werden sie – in den Augen der Kinder die mächtigsten Menschen der Welt – *unzufrieden.* Diesen Zustand beobachten die Kinder. Sie finden ihn nicht in Ordnung. Je älter sie werden, desto mehr plagt sie der Widerspruch zwischen dem Mythos der Liebe, aus der heraus angeblich Kinder gezeugt werden, und ihren Beobachtungen der Beziehung zwischen den Eltern. Oft prägt sich dann das Bild eines schwachen Vaters ein, der die Mutter nicht zufriedenstellen kann, denn die Unzufriedenheit der Mutter trifft die Kinder wegen der größeren Nähe zu ihnen besonders heftig.

Nun kann das Mädchen hoffen, einen stärkeren Mann zu finden, der ihr das gibt, was der Vater der Mutter nicht geben konnte. Der Knabe aber fürchtet sich vor einer Frau, die wie eine unsichtbare

Krone die Macht der Mutter trägt und die er befriedigen soll, ohne zu wissen, wie das gehen könnte. Diese unbewussten Ängste beleben sich angesichts der Aufgaben der genitalen Liebe.

Die Frau wünscht sich einen starken, selbstbewussten Mann, der ihr Sicherheit über seine Liebe zu ihr vermittelt. Wenn sie seine Unsicherheit bemerkt, versucht sie, ihn mit den vertrauten Mitteln des Leistungsdenkens sicherer zu machen. *Sie erklärt ihm, worin er versagt, sie zufriedenzustellen.*

Er fürchtet sich vor ihr, wie er sich vor der Unzufriedenheit seiner Mutter gefürchtet hat. So wird er sich bemühen, es ihr recht zu machen. Damit ist die Frau nicht zufrieden, denn sie *spürt* ihn nicht, sie weiß nicht, wie sie mit ihm dran ist. Damit wiederholt sich der frühe Zirkel: Die Unzufriedenheit der Frau schüchtert ihn ein, er ist noch weniger zu spüren, erlebt die Frau noch unzufriedener. Die Frau hingegen gerät mehr und mehr in eine ängstliche Spannung, sie weiß nicht, wie sie mit ihm dran ist, ob sie sich auf ihn verlassen kann. Sie kontrolliert ihn noch mehr, führt Autoritäten gegen ihn ins Feld, wodurch er noch abweisender wird und sich erotisch zurückzieht.

»Ich spüre dich nicht, ich weiß nicht, wie ich mit dir dran bin!« »Schatz, sag mir, was ich tun soll, damit du mich spürst!« »Du kapierst wirklich gar nichts!« »Immer bist du unzufrieden, und ich gebe mir doch Mühe!«

Wo der Phallus die männliche Angst bindet, wird die Frau gefährlich, sobald der Penis erschlafft. In dem traditionellen Motiv des Don Juan führt das dazu, dass die Frau verlassen wird, sobald sie den Phallus in sich aufgenommen und ihm die Erektion geraubt hat; sie wird nun zum Namen in der Liste der Eroberungen, welche die Potenz des Helden beweisen.

Leporellos Liste ist ein interessantes Detail, das in den früheren Fassungen der bereits seit dem Mittelalter bekannten Legende fehlt. Sie belegt das heraufkommende Zeitalter, die Tendenz zur Definition der Welt in Zahlen und Formeln. Aber die Liste greift tiefer. Sie entspricht einer aus der Analyse von Zwangsneurosen gut bekannten Abwehr von Ängsten: dem *Zählen.*

Den Zählzwang hat Rudyard Kipling in seinem Roman »Kim« als

Mittel beschrieben, sich dem Einfluss eines Hypnotiseurs zu entziehen. Er lässt sich auch in anderen Situationen beobachten, in denen das Ich um Kontrolle ringt. Ein Patient berichtet, dass eine Freundin in sexueller Erregung begann, das Einmaleins aufzusagen. Das hatte ihn so irritiert, dass er die Beziehung beendete.

Wenn die Frau nicht erkennt und ertragen kann, dass der Mann seinen Phallus benötigt, um die Angst vor ihr zu überwinden, wird sie von ihm erwarten, dass er *zuerst* mit den Mitteln der Sprache und der Zärtlichkeit Nähe und Vertrauen herstellt; dann kann sie sich auch auf den Phallus einlassen. Der latent ängstliche Mann wird sich unter diesem Anspruch, ihn erst einmal ohne das sexuelle Element kennenzulernen, von ihr zurückziehen, denn ohne den Phallus fühlt er sich unerwünscht, unsicher, verletzlich und minderwertig.

Freud hat in seiner charakteristischen Neigung zur poetischen Übertreibung den sexuellen Untergrund der kindlichen Faszination durch Vater und Mutter als Ödipuskomplex beschrieben. Er wusste, dass die Sache weit komplizierter ist. Die Phantasien des Kindes greifen nicht nur nach dem Vater oder der Mutter, wie es das ödipale Modell nahelegt. Sie verarbeiten die *Interaktion* zwischen beiden, verinnerlichen diese Interaktion und entwerfen eigene Bilder von einem Paar, dessen Hälfte das Kind einmal werden möchte. Wenn die Tochter beobachtet, dass die Mutter Angst vor dem Vater hat, wird sie auch diese Angst verinnerlichen und sich später anstrengen, Partner zu kontrollieren, um sich ihrer Harmlosigkeit zu versichern.

Wenn die Tochter hingegen bemerkt, dass der Vater Angst vor der Mutter hat, wird sie aggressive Impulse in Depressionen umformen oder psychosomatisch durch Migräne oder andere Schmerzzustände abarbeiten.

Die oben als phallische Implosion beschriebene sehnsüchtige Unfähigkeit, eine Liebesbeziehung zu erleben und sich selbst als Liebenden hinreichend zu idealisieren, wurzelt in der vom Sohn beobachteten Unzufriedenheit der Eltern. Sie sind in seinen Augen jeder des anderen Fehlgriff. Der Vater hätte die Mutter nie geheiratet, wenn sie ihn nicht gezwungen hätte, das zu tun. Aber ihr Erfolg hat die Mutter nicht froh gemacht. Sie war unzufrieden, weil sie nur Anpassung geerntet hat, wo sie Liebe säte.

Sie hat den Vater geliebt, und er hat sich deswegen von ihr heiraten lassen; dann zeigte sich aber, dass er durch die Vereinigung mit ihr nicht zum Spiegel, zur steigernden Antwort auf ihre Liebe wurde, sondern der blieb, den sie zur Ehe gebracht hatte: jemand, der sich zu etwas bringen lässt.

Der Sohn verinnerlicht die Angst des Vaters ohne dessen Überzeugung, dass seine Ehe »normal« sei und das Leben Bescheidung verlangt. Lange Zeit kann er sich nicht binden, er lässt die Frauen machen. Die Beziehungen fühlen sich falsch an, er hat sich die Frauen nicht ausgesucht, er empfindet sich als Versager, weil er sich nicht an die wirklich attraktiven Frauen heranwagt, und ist froh, wenn sie seine Unentschiedenheit, seine Zweifel, ob die Beziehung wirklich gut sei, nicht mehr ertragen und sich von ihm trennen.

Aus seiner Erleichterung nach der Trennung schließt er, dass er nicht wirklich lieben kann, sonst müsste ihm doch mehr fehlen, wenn sich die Freundin trennt. Im Galgenhumor sagt er: Andere haben Winterdepressionen, ich habe eine Sommerdepression, weil im Sommer so viele attraktive Frauen herumlaufen und ich es dann einfach nicht mehr ertrage, wie wenig ich es bringe.

## Aus dem kalten Ende wird kein warmer Anfang

Die phallische Implosion plagt deshalb so viele Männer, weil sie nur das kalte Ende der Beziehung ihrer Eltern erlebt haben, nicht den warmen Anfang. In Deutschland wurde dieser Prozess durch die Erfahrungen von Diktatur, Krieg und Flucht noch verstärkt, sodass in dem Land, das den Begriff der Romantik erfunden hat, die romantische Liebe besonders oft in Rechthaberei und Trotz untergeht[6] – wenn sie denn überhaupt gewagt wurde.

Die emotionale Situation des Sohnes einer unzufriedenen Mutter gründet sich auf zwei Komponenten: auf die Angst vor der latenten Aggression der Mutter gegen das Kind, das ihr sozusagen die Mutter-

6 Vergleiche einen Essay über Besonderheiten der deutschen Beziehungsgestaltung: Wolfgang Schmidbauer, Die deutsche Ehe. Liebe im Schatten der Geschichte, Zürich 2015.

schaft aufgezwungen hat, und auf die Gegenaggression des Sohnes. Er fühlt sich von der Mutter gestört und belastet, da diese in ihrer Unzufriedenheit wenig dazu beitragen kann, dass er sich geborgen und entspannt fühlt.

Der Sohn greift nach Phantasien, was er tun könne, um die Mutter aus ihrer Unzufriedenheit zu erlösen. Analytiker denken sicherlich oft zu kurz, wenn sie diese Phantasien nach dem ödipalen Modell als auf die Mutter gerichtete sexuelle Wünsche deuten. Die Mutter signalisiert unterschiedliche Bedürfnisse; der Sohn reagiert darauf und sucht nach Lösungen. Ein depressiver Mann war zum Beispiel als Vorschulkind nachts aufgestanden und hatte seine Socken gewaschen, weil er der Mutter helfen wollte.

Eine tragische Folge dieser Begegnung des Knaben mit der erkalteten Liebe zwischen den Eltern ist die Kälte, mit der dann später mögliche Partnerinnen betrachtet werden. Voller Sehnsucht nach einer Beziehung urteilen diese Männer gnadenlos über die Frauen, die erotisches Interesse an ihnen zeigen. Sie betrachten sie mit dem Blick, den sie ihren erkalteten Eltern zugeschrieben haben und messen sie an perfektionistischen Bildern.

Wenn ein vereinsamter Mann mit einer solchen Geschichte endlich eine Frau gefunden hat, die ihm Wärme entgegenbringt, kann der Therapeut nicht damit rechnen, dass sein Patient ihr froh und wie erlöst begegnet. Im Gegenteil: Er wird tadeln, dass ihr Aussehen nicht seinen Vorstellungen entspricht, und ihr vermitteln, sie sei nicht gut genug für ihn. Den Versuch, ihn mit diesem selbstschädigenden Manöver zu konfrontieren, wird er abschätzig abwehren – der Therapeut möge seinen anspruchslosen Geschmack bitte für sich behalten, er sei nicht bereit, seine Ansprüche zu mäßigen und sich auf eine optisch minderwertige Frau einzulassen.

Das Zusammentreffen der Kinder unzufriedener Mütter zeigt das Risiko der romantischen Überschätzung. Die Liebesbeziehung trägt dann die Phantasie einer Verbindung, einer Familie. Aber sie scheitert, wenn es ernst wird, weil die Phantasie der unzufriedenen, strafenden Mutter übermächtig wird, sobald die idealisierte Geliebte tatsächlich Mutter wird und nun bisher unterdrückte Ängste die Bindung auflösen.

Frida hat halbernst ihr Leben auf die Formel gebracht: Erfolg im Beruf – Pech in der Liebe. Sie wünscht sich ein Kind und eine Familie, hat sich bisher aber nur in verheiratete Männer verliebt. Dann lernt sie Karl kennen, endlich einen Mann, der es ernst meint und mit ihr eine gemeinsame Zukunft plant. Karl ist eifersüchtig. Immer wieder muss Frida ihn beruhigen.

Frida verhütet nicht mehr, beide rechnen aber nicht damit, dass es so schnell klappt. Jetzt ist sie schwanger! Sie ist überglücklich. Karl freut sich mit ihr, vielleicht nicht so deutlich wie sie. Sie erkundigt sich besorgt. Aber natürlich will er ein Kind, sie haben das gemeinsam entschieden!

Frida trifft Vorbereitungen. Karl hat wenig Zeit. Er arbeitet sehr eifrig an einem Projekt, das bisher nicht so wichtig war. Er will Freunde treffen. Frida würde gerne mehr mit ihm reden, es ist auch für sie keine Kleinigkeit, ihr Leben neu zu organisieren.

Endlich stellt sich Karl ihren Fragen. »Ich fühle nichts mehr für dieses Kind«, sagt er bedrückt. »Bisher war es *unser* Kind!«, sagt Frida empört. Karl nickt und lässt den Kopf hängen. »Es ist mein Problem. Vielleicht ist es zu früh. Ich kann mir nicht mehr vorstellen, ein Kind zu haben. Meine Gefühle sind verschwunden. Ich kann mich dir doch nicht in diesem Zustand zumuten. Und dem Kind auch nicht!«

»Willst du auf einmal unser Kind nicht mehr?«, fragt sie fassungslos.

»Es tut mir sehr leid, aber es wäre mir wirklich viel lieber, wenn du nicht schwanger wärst. Ich empfinde nichts mehr. Es ist mir alles zu viel.«

»Aber du hast dich doch auch gefreut!«

»Ja schon, aber da habe ich nicht an die Konsequenzen gedacht. Ich meine – wir sind so verschieden. Was kann ich dir schon bieten? Was wird sein, wenn du einen Mann triffst, der besser zu dir passt? Dann wirst du ganz schnell mit mir Schluss machen!«

»Aber du bist doch der Mann, der zu mir passt und mit dem ich dieses Kind haben möchte. Wir schaffen das schon!«

»Aber ich empfinde nichts mehr für das Kind. Ich halte diese Verantwortung nicht aus. Ich sitze hier fest. Ich wollte schon immer

ins Ausland gehen. Es ist natürlich deine Sache, ob du das Kind behalten willst. Ich will dich zu nichts drängen, ich sage nur, was mit mir ist und dass du nicht mit mir rechnen solltest. Es ist deine Entscheidung. Aber ich kann nicht jetzt schon Vater werden.«
»*Jetzt schon*? Du wirst nächstes Jahr vierzig!«

Solange dank der Verschmelzung des Paars die Kraft des einen Teils auch den anderen stärkt, werden Schritte gewagt, die sich keiner der beiden alleine zugetraut hätte und die bisher vermieden wurden. Sobald der Ernst der Lage bewusst wird, gewinnt die anfangs unterdrückte Angst die Oberhand. Sie bemächtigt sich zuerst des einen, dann des anderen Partners.

Karls Aussage »Meine Gefühle sind verschwunden« verrät die phallische Implosion angesichts der Vorstellung, dass Frida jetzt Mutter wird. Er beginnt wie unter Zwang an seine eigene, unzufriedene Mutter zu denken und kann seine Angst nicht mehr verdrängen, dass sich Frida in eine ähnliche Mutter verwandelt. Er hat Frida schon bisher als *zu stark* erlebt. Immer wieder musste sie Karls Ängste zerstreuen, er sei zu schwach, zu wenig erfolgreich für ihre Ansprüche.

Kinder nehmen nicht die realen Positionen ihrer Eltern zum Vorbild. Sie suchen nach einem Ideal, einem haltgebenden, einfachen Modell. Die realen Eltern können durchaus überwiegend mit ihrer Ehe, ihrer Familie zufrieden sein. Sie haben sich damit abgefunden und in vielen kleinen Entscheidungen die Unzufriedenheit, den Kummer über verlorene Möglichkeiten neutralisiert.

Experten versichern uns, dass es die perfekte Liebe so wenig gibt wie die perfekten Eltern; *gut genug* reiche aus! Aber der menschliche Perfektionismus wird aus unseren Ängsten gespeist. Daher wird diese Einrede oft nicht mehr leisten, als *nachträglich* die Gefühle des Scheiterns am Ideal zu mildern. In der analytischen Praxis münden solche Belehrungen ins Paradox: »Sie sagen immer, gut genug ist gut genug. Aber woher *weiß* ich, dass es gut genug ist?«

Der ängstliche Mann *verliert* seine Gefühle, sobald er aus der kindlichen Hoffnung auf eine zufriedene, gute Mutter heraustreten und es riskieren muss, die Liebe einer Frau mit deren Liebe zu einem Kind zu teilen. Scheitert eine Beziehung an einer Schwangerschaftskrise, beobachten wir oft, dass ein Mann, der seine schwangere Freundin verlassen hat, sich mit einer alleinerziehenden Mutter verbindet. Ihr kann er glauben, dass ihre Liebe ihn meint, denn sie freut sich über seine Zuwendung und hat sich glaubhaft von der unzufriedenen Mutter entfernt, die ihn so ängstigt.

So wächst die Klage von Frauen über Männer, die Beziehungen meiden und Gefühle leugnen. Sie sprechen nicht, wollen sich nicht binden, es ist nicht klar, wie es ihnen geht, sie interessieren sich nicht aktiv, machen nur mit. Väter lassen die Frau mit der Organisation der Familie allein, weichen aus, ziehen sich zurück, übernehmen keine Verantwortung.

Moderne Ängste sind um Entscheidungen zentriert. Das Selbstgefühl stärkt sich an den richtigen und leidet unter den falschen Entscheidungen. Je mehr Selbstverwirklichung, desto mehr muss entschieden, desto mehr kann falsch entschieden werden. Der richtige Partner, der richtige Beruf, der richtige Arbeitsplatz, die richtige Schule für die Kinder, der richtige Arzt, die richtige Adresse, der richtige Finanzberater, die richtigen Versicherungen – der Stress wächst.

Unter dieser Entscheidungslast entwickeln sich Männer zu Aufschiebern. Sie wehren Druck durch Rückzug ab und meinen so ihre Autonomie zu schützen. Sie sind noch nicht weit genug. Sie müssen noch üben und entdecken jeden Tag neue Schwierigkeiten. Von dem lateinischen *cras* für morgen leitet sich das Fachwort ab: Prokrastination. Es ist nicht die Lässigkeit des Südländers, der sich für seine süße Muße entscheidet – morgen ist auch noch Zeit für den Broterwerb, heute habe ich schon gegessen. Die moderne Prokrastination ist mühsam, unglücklich, von Stress begleitet.

## Der Eremit im Kinderzimmer – oder die Angst vor der Liebe

Die Eltern sind erfolgreich in ihren Berufen: Lehrer, Ärzte, leitende Angestellte. Die Söhne sind normal begabt, wechseln in das Gymnasium, schaffen oft auch noch das Abitur, beginnen sogar ein Studium.

Dann verändert sich ihr Verhalten, manchmal schleichend, manchmal plötzlich. Sie gehen nicht mehr aus dem Haus. Sie sind nicht aus dem Bett zu bekommen, haben Kopfschmerzen, konnten nachts nicht schlafen und verteidigen deshalb untertags ihren Rückzug. Sie gehen nicht mehr in die Schule oder in die Universität. Sie vermeiden auch Freizeitangebote, sind am liebsten zu Hause, bleiben in ihrem Zimmer, surfen im Internet.

Sie nehmen nicht an den Familienmahlzeiten teil, gehen lieber nachts an den Kühlschrank und wärmen eine Pizza. Sie fallen aus ihrer Schulklasse oder ihrem Studium heraus, versäumen ihre Prüfungen, finden den Anschluss nicht mehr, wollen nicht wieder einsteigen. Sie sehen keine Freunde, empfangen keine Besuche. Sie wehren sich gegen Versuche, sie aus dieser Lebensform zu vertreiben, meist mit Angst-Symptomen wie Atemnot, Darmbeschwerden, Herzrasen, Kopfschmerzen.

Sie wollen vor allem eines: in Ruhe gelassen werden, sich zurückziehen dürfen. Wie andere Süchtige versprechen auch die Rückzugssüchtigen viel, um ihr Suchtmittel – in diesem Fall ungestörte Isolation – zu bekommen. Nächste Woche werden sie wieder in die Uni gehen, sich für ein Praktikum vorstellen. Sie werden eine Klinik aufsuchen, sobald es ihnen etwas besser geht, sie werden den nächsten Termin beim Therapeuten bestimmt nicht wieder verschlafen. Diese Versprechungen sollen die drängenden Eltern beruhigen, werden aber nicht eingehalten.

In Japan haben diese jungen Männer einen eigenen Namen: Hikikomori. Der europäische Therapeut kennt sie vorwiegend aus den Berichten geplagter Eltern, die diesen Zustand ihrer Kinder weder ertragen noch beenden können. In milderen Fällen sind die Betroffenen auch bereit, eine ambulante Behandlung aufzusuchen. Diese scheitert jedoch nicht selten an ihrer Unzuverlässigkeit.

Versagen ist in Japan so schambesetzt, dass sich Arbeitslose morgens in ihren Anzügen auf den Weg machen und den Tag in Parks oder Bibliotheken verbringen, weil sie ihre Schmach vor Nachbarn und Angehörigen verbergen wollen. Bei Jugendlichen führen Ängste vor Beschämung schnell in einen Teufelskreis. Die Fragen der Eltern, der Studienkameraden, der früheren Freunde werden immer peinlicher, je mehr sich das Vermeidungsverhalten ausprägt.

Die Aufgabe, der sich diese jungen Männer nicht gewachsen fühlen, ist die Rolle des Liebhabers. Die Erwartungen an das eigene Ich überfordern die innere Balance. Sie haben die Liebe nicht ganz aufgegeben, sie wurde nur ins Virtuelle verlegt, in die Welt der Computerspiele und der Pornographie, in der sich reale Einsamkeit mit überoptimalen Bildern füllt.

Drachen und Monster können besiegt, spärlich bekleidete Frauen erobert werden, ohne sich Gefahren auszusetzen. Das reiche Angebot immer neuer Bilder tröstet darüber hinweg, dass es – Bilder sind.

In dem je nach Perspektive ruhmreichen oder berüchtigten *United States Marine Corps* gibt es ein Lied, das die Rekruten im Training lernen und vermutlich heute noch singen. Stanley Kubrick hat es in »Full Metal Jacket« zitiert. Der pädagogische Inhalt ist die Differenz zwischen »rifle« (dem Gewehr des Soldaten) und »gun«, dem Oberbegriff für Schusswaffe schlechthin, unter die in dieser Lyrik auch das männliche Geschlechtsorgan fällt.

Bei Kubrick marschieren die Rekruten, präsentieren ihre Waffe und singen: »This is my rifle, this is my gun, this is for fighting, this is for fun.« Bei den Worten gun und fun greifen sie sich an ihr Gemächt. In manchen Varianten wird »fighting« durch »killing« ersetzt.

Im prägenden Mythos der individualisierten Liebe ist der Mann stark, aber nicht phallisch wie die singenden Marines, sondern genital.[7] Der ritterliche Mann tötet den Drachen und *fragt* die Gerettete nach ihren Wünschen. Emanzipiert ist das Motiv ganz und gar nicht: Frauen sind Opfer. In den Legenden würde der Drache Städte und Reiche verwüsten, wenn er nicht die Jungfrau bekommt, die

7 Mit den beiden Begriffen »phallisch« und »genital« hat Freud darauf aufmerksam gemacht, dass kleine Männer den Geschlechtsunterschied erst einmal so erleben, dass sie etwas haben und die Mädchen haben nichts. Wer primitives männliches Sexualverhalten untersucht, findet viele Belege für diese These; allerdings irrte Freud, als er sein Modell der »phallischen Phase« auf Mädchen erweiterte und den »Penisneid« konzipierte. Die Annahme, dass Frauen »nichts« haben, wird im phallischen Denken erweitert: Sie haben keine eigenen Wünsche, sehen im Phallus den einzigen Glücksbringer, sind immer und grundsätzlich von ihm begeistert und durch ihn erregt. Fast alle pornographischen Inszenierungen bewegen sich im Rahmen dieser phallischen Mythologie.

kostbarste Beute. Sie wird gefesselt übergeben; der Held darf sich frei bewegen und kämpfen.

In den Ritterepen gibt es das Motiv des *Verliegens*: Der Ritter legt die lästige Rüstung ab, trägt bequeme Kleider (gar Frauenkleider), lässt sich bewirten, genießt die Erotik und verliert die Bereitschaft zum harten Leben des fahrenden Helden. In der Konsumgesellschaft scheinen die Verlockungen des Verliegens zuzunehmen. Nach der deutschen Wiedervereinigung sind mehr junge Frauen abenteuerlustig in den Westen gezogen als junge Männer. Ein Familientherapeut spitzt das unterschiedliche Verhalten der Geschlechter angesichts der Loslösung von den Eltern zu: »Die Mädchen ziehen aus, sobald sie volljährig sind. Die Jungs bleiben bei der Mama, bis diese genervt selber auszieht und ihnen die Wohnung für eine Studenten-WG überlässt.«

Heute erkennen wir zögernd, dass wir nicht nur aus soziologischer, sondern auch aus psychologischer Sicht in einer *Risikogesellschaft*[8] leben. Die psychologischen Risiken lassen sich mit einem Zangenangriff gegen die Stabilisierung der Liebe vergleichen:

1. Es werden zu viele Erwartungen produziert. Sie wachsen mit jedem Angebot einer »Prothese«. Es überwiegen die Belege, dass sich jedes Konsumniveau fixiert und eine Erniedrigung dieses Konsumniveaus als Erniedrigung des Selbstgefühls verstanden wird, selbst wenn, global gesehen, die Betroffenen im Luxus leben.
2. In virtuellen Räumen verschwimmt der Unterschied zwischen Arbeit und Spiel. Der erfolgreiche Spieler wird zum Vorbild. Wer den *Glücksgriff* macht, gewinnt. Die handwerkliche Qualität

8 »In der fortgeschrittenen Moderne geht die gesellschaftliche Produktion von Reichtum systematisch einher mit der gesellschaftlichen Produktion von Risiken. ... Verteilungsprobleme und -konflikte ... [werden] überlagert durch die Probleme und Konflikte, die aus der [...] Verteilung wissenschaftlich-technisch produzierter Risiken entstehen.« (S. 25) So fasst der Münchner Soziologe Ulrich Beck seine These der »Risikogesellschaft« zusammen. Wie Radioaktivität nicht zwischen arm und reich unterscheidet, steigt auch das Risiko von Arbeitslosigkeit in der Mittel- und Oberschicht: »Not ist hierarchisch, Smog ist demokratisch.« (S. 48)
Ulrich Beck, Risikogesellschaft. Auf dem Weg in eine andere Moderne. Frankfurt am Main 1986.

> schwindet, sich einem Ziel in einem durchdachten Ablauf zu nähern. Technische Entwicklungen führen dazu, dass sich die Handarbeit reduziert. Sinnliche Beziehungen zwischen Mühe und Erfolg verschwinden.[9]

So entwickelt das Ich eine gesteigerte Wahrnehmung für Quellen von grandioser Steigerung des eigenen Wertes. Es blickt sozusagen um sich, sucht nach Möglichkeiten, an fremder Grandiosität auf die eine oder andere Weise zu partizipieren. Das Schwärmen kippt in den Zwang zur Nachahmung. Der Held beflügelt nicht mehr, ihn zu übertreffen; seine Bewunderer opfern ihm ihre Eigenart und verpuppen sich in seinen Äußerlichkeiten, wie die Darsteller von Elvis Presley, Luke Skywalker, Harry Potter.

An solchen Bedürfnissen setzen auch mediale Formate an, einen Star zu schaffen. Im Sog der Illusion, von Bedeutungslosigkeit erlöst zu werden, opfern sich die Bewerber dem Bedürfnis eitler Juroren und eines schadenfrohen Publikums, das sich an Niederlagen ebenso erfreut wie an Siegen. Im Studio fließt kein Blut, es geht »nur« um Erhöhung oder Erniedrigung. Die Stimmung erinnert an Gladiatorenspiele.

Solche Szenen belegen mit gespenstischer Intensität die Übermacht der narzisstischen Ebene. Die animalische Grundlage der Liebe darf ihre tragende Rolle nicht spielen. Prokrastination dient dazu, der bedrückenden Macht narzisstischer Ansprüche einen Aufschub abzuringen, wenn es unmöglich scheint, ihre Fesseln zu sprengen.

9 Vgl. Richard Sennett, Handwerk, Berlin 2009.

KAPITEL 2

# Riskante Entwicklungen

Um in einem modernen Sinn beziehungsfähig zu sein, müssen die Individuen autonom werden. Nur so können sie befreit, auf gleicher Höhe der geistigen und wirtschaftlichen Möglichkeiten, über ihre Beziehung verhandeln. In der Moderne wird die Liebe ein *Entwicklungsverhältnis*, kein festes Modell zur Weiterführung traditioneller Rollen.

Seine Bindung wird dem Paar nicht auferlegt und von außen durchgesetzt, sie wächst aus ihm heraus. Die Macht dieser Neuerung haben alle unterschätzt, die (wie Kommunarden der sechziger Jahre) eine bindungslose Erotik als Überwindung bürgerlichen Besitzdenkens und lästiger Eifersucht propagierten, nicht selten verbunden mit der Regression auf Phantasien sexueller Dominanz eines charismatischen Gründers.[10] Zögernd und mit vielen Rückschlägen setzte sich eine Kritik des überlieferten Geschlechterverhältnisses durch; auf dieser Grundlage distanzieren sich Männer und Frauen von traditionellen Schemata und finden gemeinsame Lösungen.

Ein geschiedener, wieder verheirateter Mann und seine Frau sitzen im Wohnzimmer beim Tee. Beide lesen Zeitung. Der Mann stößt mit der Tasse an die Tischkante und schüttet sich deren Inhalt über die Hose. »Gut, dass du heute die alte Jeans anhast«, sagt die Frau nach einem Blick und liest weiter. Der Mann holt aus der Küche Putzlappen und Handtuch, um die Spuren seines Missgeschicks zu beseitigen. »Meine erste Frau wäre gerannt und hät-

10 Nirgends hat sich Freuds Konstruktion aus Totem und Tabu über den Urvater, der alle Frauen für sich beansprucht, genauer bewahrheitet als in Sekten um einen Gründer, der sexuelle Freiheit predigt.

te aufgewischt. Irgendwann hätte sie mir vorgeworfen, dass ich nie etwas mache. Es ist gut, wie es ist!«, denkt der Mann.

Man kann aus der Bewältigung dieser Situation auf einen Zustand in diesem Paar schließen, der sich als gute Grenze beschreiben lässt. Der Partner wird getröstet und nicht »erzogen«. (»Pass doch auf, das muss sofort gewaschen werden, sonst gibt es Flecken!«) Aber er wird auch in seiner Verantwortung belassen, die Folgen seiner Fehlleistung zu beseitigen. Er reagiert darauf nicht mit einer idealisierenden Erinnerung (»Meine erste Frau hätte sich gekümmert!«), sondern mit dem Gedanken, dass seine neue Partnerin gelassener und respektvoller mit ihm umgeht als ihre Vorgängerin, die ihn bediente, ihm aber Szenen machte, wenn er ihre Ansprüche an Aufmerksamkeit und Zuwendung nicht erfüllte.

Romantische Liebe, die ihr eigenes Ideal nicht mäßigt, geht davon aus, dass sie den Menschen *erschaffen kann, der ihrer wert ist.* Wirkliches Glück, vollkommene Geborgenheit darf dann nur *zusammen mit diesem* Menschen erlebt werden. Ihm etwas zu verschweigen, etwas nicht mit ihm zu teilen bedeutet Scheitern. Scheitern heißt Hoffnungslosigkeit, Verzweiflung, Sturz in den Abgrund, Verlassenheit und – Rache.

Wenn das Objekt versagt, das versprach, ein Ideal zu erfüllen, ist für den in seinem primitiven Narzissmus befangenen Menschen nichts Gutes mehr an ihm. Es verkörpert das eigene Scheitern. Darin wurzeln Vernichtungsimpulse, die sich in einer »letzten Aussprache« entfalten, in der noch einmal Hoffnungskraft zusammengerafft, aber auch schon die Waffe eingesteckt wird. Entweder ist alles wieder gut und die Trennung nie gewesen, oder der Zeuge eigener Verblendung wird ausgelöscht. Das ist nicht Heimtücke, wie nachher der Staatsanwalt sagen wird; es ist terroristischer Glaube, der gar nicht anders kann, als an sich selbst zu verzweifeln.

In den arrangierten Ehen war von Anfang an klar, dass es sich um einen *Pakt zwischen zwei Familien* handelt, *nicht* um ein von dem Paar bestimmtes Geschehen. Kinder trifft in der arrangierten Ehe nicht der Anspruch, die Liebesbeziehung zu komplettieren und Wunschträume der Eltern zu verwirklichen. Ihre Geburt beweist, dass das Paar seinen Beitrag zur Sippe leistet. Umgekehrt liegt die Verantwortung nicht allein bei dem Paar, sondern auch bei denen, die es beauftragt haben.

Unvernünftig ist das nicht. Für die traditionelle Ehe (und nur für sie) gilt das Sprichwort von den Kindern, welche die Ehe zusammenhalten. Seit das romantische Prinzip die bürgerliche Ehe gründen soll, stellen Kinder die Kränkungsverarbeitung in einem Paar auf die Probe. Es ist ein Versprechen, wenn sich Herz zum Herzen findet. Kann es sich einlösen, sobald es darum geht, eine gemeinsame Zukunft zu organisieren, ein Heim zu füllen, Kinder zu erziehen?

Gemessen an den Risiken, welche die individualisierte Liebe mit sich bringt, scheint ihr traditioneller Gegenpart vernünftig. Aber so einfach ist die Sache nicht. Die Liebe wird in der Moderne eine Macht, welche die Selbstverwirklichung beider Teile zu fördern verspricht. Und genau weil sie dieses Versprechen auf unberechenbare und lückenhafte Weise immer wieder auch einmal erfüllt, hängen wir zäh an ihr.

In der Verhaltensforschung sprechen wir von dem Gesetz der *intermittierenden* Verstärkung. Sie garantiert eine erheblich stärkere Fixierung als die *kontinuierliche* Verstärkung. Zur Illustration eine Szene mit dem Haustier: Wenn ich dem bettelnden Hund *immer sofort* etwas gab, habe ich dieses Verhalten nur wenig »verstärkt« und kann ihm das Betteln abgewöhnen. Wenn ich ihm aber nur ganz gelegentlich einen Happen hingeworfen habe, wird er hartnäckig an seinem Betteln festhalten und es mir unmöglich machen, ihm andere Manieren beizubringen.

Dieses in Experimenten wie in Alltagserfahrungen bestätigte Gesetz trägt zum Verständnis von Liebesrätseln bei – etwa der Bereitschaft von misshandelten Personen, an dem grausamen Partner festzuhalten. Gerade durch den Kontrast von meist leidvoller, ausnahmsweise aber höchst erfüllender Beziehung entsteht eine intensive Bindung. Sie kann dazu führen, dass ein Partner, der »nur« einen entspannten Alltag anbietet, als Langweiler erlebt wird. Nicht die Bilanz wird dem Vergleich zugrunde gelegt, sondern die Höhepunkte.

So könnten wir festhalten, dass die moderne Partnerschaft nicht deshalb fasziniert, weil sie oft gelingt und insgesamt befriedigender ist als die (arrangierte) Vernunftehe. Im Gegenteil: *Gerade weil sie so selten die Versprechen erfüllen kann, hängen wir so intensiv an ihr und sind bereit, ihr Scheitern nicht als Konstruktionsfehler zu deuten und den nächsten Versuch zu starten.*

Die Bereitschaft, Scheitern und Leid zu vergessen und alle Hoffnung auf das seltene Gelingen zu setzen, hat die romantische Liebe triumphieren lassen und die Moderne verführt, auf diesem unsoliden, potenziell explosiven Fundament die unzuverlässige, manchmal sogar traumatisierende, aber auch höchst kreative Kleinfamilie zu errichten.

Während die traditionelle Ehe vorgeformte Bindungen unterstreicht, hat die individualisierte Liebe eine asoziale Komponente. Sie wächst aus einem heimlichen, nur den Liebenden bekannten Bund. Das Paar entscheidet, wann und wie Dritte Kenntnis von diesem Bund erhalten. Ebenso kann die Entscheidung, welches Verhalten liebevoll ist und welches nicht, im Konsens auch gegen eine Norm getroffen werden.

Wer sich mit der Liebe arrangiert (und die Zahl der heute noch mehr oder weniger, oft auch durch das Urteil von Geschwistern, Freundinnen oder Freunden »arrangierten« Ehen ist nicht zu unterschätzen), muss die Kränkung verarbeiten, nicht alle seine Liebesmöglichkeiten auf eine Karte gesetzt zu haben. Wer sich nicht arrangiert, gerät unter narzisstischen Druck, wenn die Liebe verschwunden ist, aber wirtschaftliche Notwendigkeiten und die Bindung an gemeinsame Kinder die Versuche lähmen, eine neue Liebe zu finden.

Wer mit solchen Paaren zu tun hat und sich in ihre Leiden einfühlt, ahnt die Macht der romantischen Utopie und vertieft auch sein Verständnis für die Menschen, die sich von ihr abwenden wollen.

Eine Utopie zu entwerfen, die Liebe in Normen zu pressen oder auch sie spektakulär von ihnen zu befreien, sind in der Kulturgeschichte fast ausschließlich männliche Beschäftigungen gewesen. Das gilt auch für den Entwurf der romantischen Liebe, doch enthält diese sehr persönliche Suche nach dem verlorenen Zwilling ein Element, das Herrschaftsverhältnisse auflöst und eine sonst unerreichbare Geborgenheit schafft, in der die Machtfrage nicht mehr gestellt wird.

Gleichberechtigung ist ein problematisches Konzept, wenn die Rechte, die da gleich werden sollen, von Männern entworfen worden sind, ebenso wie die verbreiteten Bestimmungen von männlich und weiblich. Emanzipation, Aufklärung und individualisierte Liebe gehören zusammen. Ohne ein befreites Denken über die emotionale Bedeutung der Erotik wäre die romantische Liebe nicht möglich. Wo Sippe und Eltern die Kontrolle über die Erotik verlieren und eine nach Selbstverwirklichung strebende, aufgeklärte Generation ihr eigenes Glück sucht, wächst neben der Freiheit auch die Angst vor dem Chaos. Eine ihrer Folgen ist der Druck, diese Freiheiten zurückzunehmen, vor allem: sie auf Männer zu beschränken.

Die psychologische Forschung lehrt, dass Menschen sich mit guten Illusionen erheblich wohler fühlen als mit ängstigenden oder kränkenden Erkenntnissen. Seit dem Beginn des Zeitalters der Aufklärung besiedeln mehr und mehr solche Erkenntnisse das bisher von erotischen Inspirationen regierte Gebiet. Sie schlagen Schneisen in die Träume vom erotischen Paradies. So ist der seit Jahrtausenden gültige Spruch *pater semper incertus*[11] außer Kraft gesetzt, seit das menschliche Genom entschlüsselt wurde. Mütter verlieren die Macht, den Mann, dem ihre Phantasie diese Rolle zuschreiben möchte, auch mit der Sicherheit auszurüsten, dass er ein von ihm gezeugtes Kind aufgezogen hat. Die Familientragödien, die sich daraus ergeben, sind ein beliebtes Motiv der Melodramen des 21. Jahrhunderts.

1926 hat der Niederländer Theodoor Hendrik van de Velde sein Buch »Die vollkommene Ehe. Eine Studie über ihre Physiologie und Technik« veröffentlicht. Das Buch ging als »Mutter aller Aufklärungsbücher« in die Geschichte ein, wurde von der katholischen Kirche auf den Index der verbotenen Werke gesetzt und erlebte zahlreiche Auflagen.[12]

---

11 »Der Vater ist immer ungewiss«, Grundsatz des römischen Rechts.

12 »Die vollkommene Ehe« war Teil einer Trilogie; die weiteren Bände vom gleichen Autor: Die Abneigung in der Ehe. Eine Studie über ihre Entstehung und Bekämpfung (1928), Die Fruchtbarkeit in der Ehe und ihre wunschgemäße Beeinflussung (1929). Nicht zuletzt wegen der Kunstdruckbeilagen mit Fotografien nackter Frauen galt das Werk in vielen Ländern als Pornographie.

Van de Velde ordnet dem Mann das (primäre) klare Denken zu, der Frau die (sekundäre) Intuition. Wie die Eizelle bewegungslos auf die Ankunft des Spermiums wartet, ist es auch das natürliche Verhalten der Frau, den zur Bewegung gereizten, ja überreizten Mann zur Ruhe kommen zu lassen. Frauen, welche das gleiche Recht auf freie Bewegung im erotischen Feld beanspruchen, leben wider die Natur.

Derlei »Naturforschung« kommt zu ähnlichen Ergebnissen wie Schillers Lehrgedicht »Die Glocke«: *Der Mann muss hinaus ins feindliche Leben/ Drinnen waltet die züchtige Hausfrau, die Mutter der Kinder.* Das war bereits zu Lebzeiten des Dichters, gelinde gesagt, umstritten. »Über ein Gedicht von Schiller, das Lied von der Glocke, sind wir gestern Mittag fast von den Stühlen gefallen vor Lachen, es ist à la Voss, à la Tieck, à la Teufel, wenigstens um des Teufels zu werden.« So schrieb 1799 Caroline Schlegel.[13]

Van de Velde beklagt eine Entwicklung, wonach die Eltern nicht mehr mitreden dürfen, wenn es darum geht, die Grundlagen für eine Ehe zu entwickeln. Er sieht die Aufgabe der »Wissenschaft« darin, diese Verluste zu kompensieren. Das sieht dann so aus: Auf keinen Fall darf ein Mann vom Geld seiner Frau leben und eine Frau ihren Beruf so wichtig nehmen, dass ihre Bereitschaft schwindet, ihn für Haushalt und Kinder aufzugeben.

In eine andere, im Sinn der Gegenabhängigkeit verwandte Richtung geht Otto Weiningers 1903 veröffentlichtes Werk über »Geschlecht und Charakter«, in dem die Frau nicht das beruhigende Gegenbild des faustisch rastlosen Mannes ist wie bei van de Velde, sondern ein schwarzes Loch, das die Energie des Mannes verzehrt. Nur sexuelle Enthaltsamkeit rettet ihn vor diesem Sog. Dem Weiblichen ist die geistige Welt verschlossen; da aber alle Menschen bisexuell

13 Zit. nach Wikipedia, abgerufen am 4.10.2018. Alles andere als die züchtige Hausfrau, gehörte Caroline zu den *Universitätsmamsellen*, einer Gruppe Göttinger Professorentöchter. Sie war mit verschiedenen Dichtern der Romantik liiert, führte als Witwe ein sehr freies geistiges und Liebesleben, stand den Jakobinern in Mainz nahe und wurde von einem französischen Offizier schwanger; die Fürsprache August Wilhelm Schlegels rettete sie aus der preußischen Festungshaft. Sie heiratete Schlegel, übersetzte zusammen mit ihm Shakespeare (unter anderen Stücken auch »Romeo und Julia«), ließ sich nach sechs Jahren scheiden und ehelichte den Philosophen Friedrich Schelling, den sie nach München begleitete.

sind, alle Männer weibliche, alle Frauen männliche Anteile haben, setzt sich der Kampf zwischen dem geistigen und dem animalischen Prinzip in der individuellen Psyche fort.

Weininger entstammte einer jüdischen Familie und konvertierte zum Protestantismus. Er war glühender Wagner-Verehrer und verachtete seine jüdischen Wurzeln als weibisch. Weiningers tragischer Selbstmord im Alter von 23 Jahren kurz nach der Veröffentlichung des ursprünglich als Dissertation angelegten Buchs trugen zum Erfolg[14] des gespenstischen Werkes bei, das Schopenhauers und Nietzsches Aussagen über Frauen auf die Spitze trieb.

Freud hat sich in einer Fußnote[15] auf Weininger bezogen:

> Der Kastrationskomplex ist die tiefste unbewußte Wurzel des Antisemitismus, denn schon in der Kinderstube hört der Knabe, dass dem Juden etwas am Penis – er meint, ein Stück des Penis – abgeschnitten wurde, und dies gibt ihm das Recht, den Juden zu verachten. Auch die Überhebung gegen das Weib hat keine stärkere unbewußte Wurzel. Weininger, jener hochbegabte und sexuell gestörte junge Philosoph, der nach seinem merkwürdigen Buche »Geschlecht und Charakter« sein Leben durch Selbstmord beendigte, hat in einem vielbemerkten Kapitel den Juden und das Weib mit der gleichen Feindschaft und mit den nämlichen Schmähungen überhäuft. Weininger stand als Neurotiker völlig unter der Herrschaft infantiler Komplexe: die Beziehung zum Kastrationskomplex ist das dem Juden und dem Weibe dort Gemeinsame.

---

14 Während es neun Jahre dauerte, bis die 600 Exemplare der ersten Auflage von Sigmund Freuds »Traumdeutung« (erschienen 1900) verkauft waren, lag »Geschlecht und Charakter« (erschienen 1903) 1909 bereits in der elften Auflage vor. Der Braumüller-Verlag druckte eigene Werbeprospekte mit zahlreichen Huldigungen, darunter die von Karl Kraus, dem Herausgeber der Fackel, der an der Spitze der Weininger-Anhängerschaft stand: »Ein Frauenverehrer stimmt den Argumenten seiner Frauenverachtung begeistert zu!« Kraus widmete Weininger auch einen Nachruf, in dem er schrieb:
»Dieser Selbstmord war in einem Anfall von geistiger Klarheit begangen […] Weininger hatte Gründe, metaphysische und religiöse, im Beginn einer großen Laufbahn das Leben wegzuwerfen.« Wikipedia, aufger. 4.10.2018.

15 In: Aus der Analyse eines fünfjährigen Knaben, 1909 (Ges.W. VII).

Van de Velde, Weininger und in mancher Hinsicht auch Freud verbindet die Überzeugung, Schwäche sei verächtlich. Die bedrohte Männlichkeit neigt zur Überkompensation. Immerhin kann Freud Probleme offenlassen und die provisorische Qualität seiner Begriffe akzeptieren. Ganz gelingt es ihm nicht, die Frau als erotisches Gegenüber ernst zu nehmen, was ja heißen würde: die eigene Schwäche ebenso wahrzunehmen wie die ihr zugeschriebene.

Das zeigt sich in vielen Motiven seines Denkens: in der Ideologie des mächtigen Vaters in Totem und Tabu, welche die realen Strukturen in Primatengruppen wie in frühen Kulturen ignoriert, in seiner Auffassung des Penisneides und der ihm entspringenden Verachtung der Frau, in seiner Unterschätzung der Mutter-Tochter-Beziehung und seiner tollkühnen Behauptung, die Beziehung zwischen Mutter und Sohn sei als *einzige frei von Ambivalenz.* Persönlich hat Freud mit Frauen und von ihnen wesentliche Einsichten erworben, aber es scheint eine Schwelle in seinem Denken zu geben, an der sein Urteil einseitig wird.

Während in der Medizin und auch in den meisten Formen der Verhaltenstherapie das Ideal der kontrollierten Behandlung dominiert, behauptet sich in der psychoanalytischen Therapie trotz innerer und äußerer Einwände und Widerstände ein Konzept, das der romantischen Liebe nahesteht. Denn weder Analytiker noch Patient wissen vorab, welchen Verlauf der Prozess nehmen wird, an dem sie zusammen arbeiten.

Ohne anfängliche Idealisierungen, die durchaus der Verliebtheit ähnliche Qualitäten haben, wird dieser Prozess nicht beginnen. Wie er verläuft und endet, das hängt davon ab, wie gut es gelingt, die unvermeidlichen Einschränkungen und Enttäuschungen zu verarbeiten, mit denen beide Seiten ringen. Und wie in der Liebe können auch psychotherapeutische Ideale ohne die Wärme des Humors und die Bereitschaft zur ironischen Distanz unerträglich werden.

## Die Spaltung

Analytiker sprechen von einem Spaltungsphänomen, wenn Dinge oder Menschen, die eben noch hochgeschätzt wurden, entwertet oder angegriffen werden. Die Spaltung ist in unserem Affektleben verankert und kann bizarre Folgen haben. In dem Roman »Auch einer« von Friederich Theodor Fischer wird beschrieben, wie ein sonst gutmütiger Professor seinen Zwicker mit einem Fußtritt exekutiert, weil sich dieser wiederholt vor ihm »versteckt« hat. Das Ding wird für eine ihm unterstellte »Tücke des Objekts« bestraft. In der Psychoanalyse werden solche Entwicklungen seit den Forschungen von Melanie Klein damit erklärt, dass das kleine Kind zwei Mütter phantasiert: eine absolut gute, bedürfniserfüllende neben einer unbarmherzigen, mitleidlosen und bösen.

Die Erkenntnis, dass es unklug ist, das Objekt vernichten zu wollen, weil es aus Gut und Böse *gemischt* ist, reift langsam und bleibt instabil. Sie setzt voraus, dass Angst und Wut angesichts des Kippens eines guten in ein böses Objekt einsichtig gemäßigt werden.

In der nicht belebten Welt ist die Spaltung leicht zu durchschauen und weckt Distanz, wie die Hinrichtung des tückischen Zwickers. Wir sind dem Messer nicht böse, dass wir mit ihm zwar das Brot schneiden, aber nicht die Suppe löffeln können. Aber wann begreift ein Kind, dass die Mutter zwar den unangenehmen Zustand durch die nasse Windel beheben kann, aber ohnmächtig bleibt, wenn die Nase läuft und der Hals schmerzt?

Angst schwächt die Fähigkeit, den spaltenden Modus zu überwinden. Sie zwingt dazu, sich an die gute Seite des Liebesobjekts zu klammern, sich Illusionen über eine perfekte, von allem Störenden gereinigte Beziehung zu machen. Wenn diese Illusion verloren geht, wird das Liebesobjekt als vernichtend erlebt und weckt den Wunsch, ihm das zu vergelten.

Spaltung beruht auf primitiven, schnell funktionierenden Reaktionen. Wir denken in der Regel nicht nach, ob wir einen Menschen, der uns kränkt, entwerten und beschimpfen dürfen. Wir tun es einfach, vor allem, wenn es ungefährlich scheint. Vernunft braucht Zeit, um solche Reaktionen einzuholen und zu reflektieren.

Wir können als Antithese zu den spaltenden Einflüssen auf die moderne Psyche einen empathischen Raum konstruieren, der das schnelle Kippen von der Idealisierung in die Entwertung, von der Überschätzung in den Hass aufhält. Er lässt sich als »warmes Denken« umschreiben, das in der Mitte liegt zwischen der heißen, impulsiven Wut und der gegen diese Wut aufgebauten, kalten Justiz mit ihrem Gewaltmonopol und ihrem Streben, Gefühle aus der Suche nach Wahrheit und Gerechtigkeit möglichst zu eliminieren.

Nur in diesen empathischen Räumen kann die romantische Liebe gedeihen und ihre spaltende Dynamik durch Humor mäßigen. Sie sind nicht leicht gegen den wachsenden Einfluss der Spaltungsprozesse zu verteidigen, in denen schnelle Urteile und plakative Illusionen über das Idealisierte und das Entwertete dominieren.

Ein Beispiel findet sich in einem Text der amerikanischen Autorin Caroline Randall Williams.[16] Williams beschreibt sich als Frau aus dem Süden der USA.

> Meine Familiengeschichte hat es schon immer gezeigt und moderne DNA-Tests bestätigten, dass ich die Nachfahrin schwarzer Frauen bin, die Haushaltshilfen waren, und weißer Männer, die ihre Dienstboten vergewaltigten. Ich bin mehr als zur Hälfte weiß, und nichts davon war einvernehmlich.

So spaltet sich ihre Vergangenheit in eine gute schwarze und eine absolut böse weiße Seite.

> Ja, ich bin stolz auf jeden einzelnen meiner schwarzen Vorfahren, der die Sklaverei überlebt hat. Sie haben diesen Stolz verdient. Aber ich bin nicht stolz auf die weißen Vorfahren, von denen ich aufgrund meiner bloßen Existenz weiß, dass sie Schurken waren.

---

16 Süddeutsche Zeitung vom 02.07.2020, Feuilleton: Erbe der Sklaverei. Meine Haut ist ein Denkmal. http://sz.de/1.4953408. Das Original erschien in der New York Times unter dem Titel »You Want a Confederate Monument? My Body Is A Confederate »Monument«.

Seit es Sklaverei gibt, ist die Beziehung zwischen Sklaven, Sklavinnen und ihren Herrinnen und Herrn der Stoff romantischer Erzählungen. In Geschichten aus »Tausendeiner Nacht« geht es um »Sklaven der Liebe«. Die Rahmenerzählung der Märchensammlung selbst kreist um das Begehren der Frauen des Sultans nach schwarzen Sklaven. Solche Beziehungen sind ein Kernthema des Melodrams: der Mythos magischer Ermächtigung Unterdrückter durch die Liebe. Heinrich Heines Gedicht über den Asra ist ein Beispiel von vielen.[17]

Eine schwarze Frau im Georgia von 1850 würde vermutlich sagen, dass es anständige und unanständige Weiße gibt. Ihre Auffassung ist realistisch, nicht idealistisch. Williams kann ihre Familienbiographie nicht als eine Reihe von Lebensdramen erzählen, die in ihr kulminiert. Wer von uns weiß, wie viele Schwangerschaften in seiner Ahnenreihe »freiwillig« waren?

So wird die Spaltung über den aktuellen Abwehrmechanismus hinaus ein Teil der Geschichte. Es gibt die guten und die bösen Ahnen, es gibt Menschen um mich, die meine Geschichte so erzählen, wie ich das tue, aber auch andere, die eine ganz andere Geschichte erzählen. Selbst wenn es gelänge, den Begriff der Rasse abzuschaffen, wird das dynamische Geschehen hinter den Begriffen bleiben und es den Menschen schwer machen, miteinander zu leben.

17 Dass Alice Randall Williams Romantik »kann«, wenn sie die Südstaaten verlässt, zeigt ihre 2015 publizierte Gedichtsammlung »Lucy Negro, Redux«, in der die Autorin eine schwarze Geliebte William Shakespeares erfindet, die dieser in Versen unsterblich macht.

KAPITEL 3

# Die Witwe von Ephesus

*Doch alle Lust will Ewigkeit*[18]

Liebende schwören sich ewige Treue. Zeus, der die Meineidigen mit seinem Blitz bestraft, verschont die Liebenden, wenn sie ihre Schwüre brechen. Nietzsche hat in seinen Reflexionen über den Nutzen und Nachteil der Historie die Herde erwähnt, die vorüber weidet, gebunden an den Augenblick. Menschliche Liebe kann ebenso auf den Augenblick bezogen sein.

Ein klassisches Beispiel zum Widerspruch zwischen der Ewigkeitsphantasie der Paarbildung und der animalischen Macht des Augenblicks ist die Geschichte der Witwe von Ephesus.

Ein Soldat soll einen Hingerichteten bewachen. Ihm droht die Todesstrafe, wenn er versagt und die Angehörigen den Leichnam stehlen und so den Vollzug der Strafe beeinträchtigen. Diese fordert auch, dass er nicht würdig begraben werden dürfe. Der Galgen liegt neben einem Friedhof. Der Wächter hört verzweifeltes Schluchzen, geht der Sache nach und findet eine junge Frau mit aufgelöstem Haar und zerrissenem Kleid, die vor dem Grab ihres Gatten auf den Tod wartet. Sie will ohne ihn nicht mehr leben. Der Soldat sucht die Witwe zu trösten, gibt ihr Wein aus seiner Feldflasche, nimmt sie in die Arme. Aus der Zärtlichkeit wird plötzlich Lust, sie geben sich selbstvergessen ihrer Leidenschaft hin. Nach dem Rausch erwacht in dem Soldaten das Pflichtgefühl. Er kehrt an seinen Posten zurück und muss entdecken, dass

18 Friedrich Nietzsche, Das trunkene Lied. Also sprach Zarathustra, Vierter und letzter Theil, Das Nachtwandler-Lied, Kapitel 12.

die Leiche des Mörders gestohlen wurde. »Ich bin verloren«, klagt er. »Zum Glück haben wir ja den Leichnam meines Gatten«, sagt die Witwe, »die Lebenden sind wichtiger als die Toten, hänge ihn auf, es wird schon niemand den Unterschied bemerken.«

Die Witwe von Ephesus ist das antike Gegenbild zur Treue Penelopes, die zwanzig Jahre auf Odysseus wartet. Freilich ist Moral nicht Penelopes einziges Motiv. Solange ihr Mann verschollen ist, kann sie als Königin an seiner Stelle regieren. Heiratet sie einen der Freier, wird dieser König. Die Lebenden wiegen schwerer als die Toten; das Gleiche gilt für die Anwesenden, verglichen mit den Abwesenden.

Die bald 40-jährige Lehrerin Erika hat Jochen, einen Anwalt passenden Alters, kennengelernt und in ihm ihre große Liebe entdeckt. Sie verbringen schöne Monate zusammen. Erika legt ein eigenes Fotoalbum an, das erste in einer hoffentlich langen Folge von Alben, denn jedes Jahr soll es eines geben, damit sie und die gemeinsamen Kinder später darin blättern können. Dort sind viele Herzen zwischen Texten und Schnappschüssen gemalt und geklebt.

Erika muss aus beruflichen Gründen für ein Jahr ins Ausland. Jochen leidet darunter. Erika ersinnt Trostrituale wie eine große Schachtel mit genau abgezählten Portionen für seinen Morgenespresso – so viele, wie sie Tage fernbleiben wird bis zum ersten Wiedersehen. Sie mailen, sie skypen. Jochen scheint sich zu beruhigen, jammert weniger, wie sehr Erika ihm fehlt.

Nach ihrer Rückkehr entdeckt Erika, dass Jochen eine Woche nach ihrer Abreise eine Liaison begonnen hat. Er hat diese Geliebte einige Tage vor ihrer Rückkehr wieder aus seinem Leben katapultiert – bezeugt durch Texte auf seinem Smartphone.

Erika klagt Jochen an, er habe ihre Liebe zerstört. Jochen behauptet, sie zerstöre die Liebe durch ihre Eifersucht. Er habe doch durch seine Trennung vor ihrer Ankunft dokumentiert, dass die andere Frau allein als Plombe gedient habe, um Erikas Abwesenheit zu ertragen. Die beiden bleiben erst einmal zusammen und suchen therapeutische Hilfe.

Für Erika versteht es sich von selbst, dass Jochen ihr so treu bleiben wird wie sie ihm. Für Jochen ist klar, dass er nach Ersatz Ausschau hält, sobald Erika ihn verlassen hat. »Ich habe dich nicht verlassen«, würde Erika sagen, »wir waren nur ein Jahr getrennt, aus Gründen, die du genau kennst.«

»Aber du warst nicht da. Warum also die Gelegenheit vorübergehen lassen, Liebe zu finden?«

»Weil es mich kränkt!«

»Es würde dich nicht kränken, wenn du mich so lieben würdest, wie ich dich liebe. Du bist die Wichtigste, die strahlende Siegerin, aber du misstraust mir, du glaubst nicht an mich und meine Liebe!«

»Wie soll ich daran glauben, wenn du nach anderen Frauen schielst, sobald ich dir den Rücken kehre?«

»Du übertreibst. Immer schimpfst du mit mir, dabei könnten wir es so schön haben!«

Erika *möchte* Jochen verzeihen, aber es bleibt ein Rest an Vorwurf, Kummer und Rückzug. Jochen handelt, als ob es Erika nicht gäbe, wenn sie nicht da ist, weil er sie vergessen hat, bis sie wieder auftaucht. Es bedeutet ihm nichts, an sie zu *denken*. Denn dann taucht hinter ihr, groß und lästig, das Bild seiner Mutter auf. Wenn Erika nicht da ist, ist er frei. Wenn sie zurückkommt, wird er schon herausfinden, was er tun muss, um sie positiv zu stimmen.

Erika kann sich in diese Haltung nicht einfühlen. Sie erlebt sein Handeln als gegen sie gerichtet. Wenn Erika nach einem anderen Mann Ausschau hielte, sobald Jochen in ein Flugzeug gestiegen ist, dann hätte sie Jochens Bild noch im Kopf und würde vergleichen. Wenn sie mit diesem Mann eine Liaison beginnt, hieße das, sie fände ihn attraktiver als Jochen, sie wäre dabei, Jochen zu verlassen und sich dem neuen Mann hinzugeben.

Jochen hingegen würde, wenn Erika und seine Urlaubsliebe nebeneinanderstehen, ohne Umschweife Erika wählen. Wenn aber Erika nicht greifbar ist, fühlt sich die Sache anders an. Jochen vergleicht Erika so wenig mit der Frau, die konkret vor ihm steht, wie ein Hungriger in die Speisekarte beißt. Erika aber kann sich

> nicht vorstellen, dass Jochen in dem Augenblick, in dem sie in das Flugzeug steigt, ihr Bild nicht so festhält, wie sie das tut.

Erika und Jochen sprechen beide von Liebe, aber ihre Vorstellungen sind nicht nur unvereinbar, sondern auch unversöhnlich; sie können weder trauern, dass sie sich missverstehen, noch einander trösten, dass sie sich nach etwas sehnen, was sie nicht voneinander haben können.

Jochen findet sein Verhalten ebenso »normal« wie Erika das ihre. Beide suchen ihre Krise entlang ihrer Einstellung zu bewältigen. Jochen vertritt in seiner Forderung, Erika sollte die Vergangenheit endlich vergessen und sich der Gegenwart zuwenden, den animalischen Gegenwartsbezug; Erika in ihrer Kränkung über Jochens Treulosigkeit, die sie nicht vergessen kann, so sehr sie sich darum bemüht, die Suche nach der sicheren, von unvergänglichen Werten gehaltenen Bindung.

Erika denkt über Jochen nach. Sie glaubt ihm manchmal, dass er sie liebt, er hat es oft gesagt, sie ist die Frau seines Lebens, mit ihr will er leben, mit ihr will er Kinder haben, alt werden.

Verlassen zu werden und dadurch schutzlos zu sein ist die wichtigste Angstquelle der Kindheit. Sie weicht den Autonomiebedürfnissen der Adoleszenz – und kehrt zurück, wenn wir uns auf eine sexuelle Bindung einlassen.

Die Liebesbindung steigert das Lebensgefühl durch den erotischen Triumph, die sexuelle Lust und vor allem das Versprechen der »tiefen Ewigkeit«. Aber diese schönen Gäste bringen hässliche Begleiter mit. Wir beginnen, uns vor dem Verlust dessen zu fürchten, was so schön ist. Wir geraten in Panik, wenn wir an diese Gefahren denken, und oh weh: Diese Panik stört im Genuss der Liebe, die Libido schwindet, unsere Befürchtung bestätigt sich selbst. Jede Differenz in den Erwartungen Liebender gleicht dem Spalt, durch den Geister aus der Schattenwelt in das Lichtreich dringen.

Angst macht Druck. Sie bringt die Empathie zum Verschwinden, die auf der umfassenden Wahrnehmung einer Situation beruht. Der Spruch: *Wer viel liebt, verzeiht viel* heißt aus diesem Blickpunkt: *Wer viel Angst hat, muss viel Unsicherheit verleugnen.*

Wenn Erika Jochen verzeihen möchte, redet sie sich ein, dass die Differenz in den Vorstellungen von Treue nicht existiert. Sie kann die Angst verdrängen, Jochen könnte der Falsche sein, der sie immer wieder betrügen wird, er wird es doch nur tun, wenn sie nicht verfügbar ist. Sie muss Jochen verzeihen, denn er ist in ihren Augen der Täter, der Unsicherheit in die Liebe gebracht hat.

Wenn ihr dieses Verzeihen misslingt, findet sie vielleicht zu der Einsicht, dass *sie sich selbst verzeihen müsste. Sie* hat ihn gewählt, sie hat ihn überschätzt. Die völlige Wiederherstellung einer einmal in Hass und Trennungswünschen zerbrochenen Liebe gelingt selten.

Wie nach einer Tuberkulose-Infektion die Krankheitsherde nicht durch vitales Gewebe ersetzt sind, sondern die gesunden Teile der Lunge sie verkapseln, so überlebt Erikas Liebe, wenn überhaupt, unter Einschränkungen. Wo einst Bewunderung das Gebäude festigte, kittet jetzt die Angst, einander zu verlieren. Erika hat das Fotoalbum weggelegt, das sie für ihre Kinder anlegen wollte, sie geht nicht mehr in Jochens Wohnung, in der er die Geliebte getroffen hat, sie will nie in dem Bett schlafen, in dem er mit dieser lag.

Wie wir immer wieder eine Wunde prüfen, ob sie noch da ist und nicht endlich verschwunden, so führt die eingedrungene Angst dazu, dass dem oder der Geliebten immer wieder Vorwürfe gemacht werden, den Zauber das Anfangs zerstört zu haben. Es gibt Paare, die ganze Ketten solcher Vorwürfe wie Sträflinge mit sich schleppen. Sie bewegen sich langsam unter diesen Lasten und können deshalb an die noch gefährlichere Flucht nicht einmal denken.

Vorwurfstiraden sind nicht Zeichen der Ent-Täuschung im Wortsinn. Sie zeigen nur, wie hartnäckig im Hintergrund der Glaube bestehen bleibt, selbst richtig zu lieben, während ein spezifisches Gegenüber oder »die Männer« bzw. »die Frauen« schlechthin nicht in der Lage ist, sich angemessen zu verhalten. Sie sind entweder zu dumm, um dem richtigen Weg zu folgen. Oder sie sind böse, neiden dem Eigentümer des überlegenen Gefühls seinen Besitz und streuen, wenn er ihnen nicht zu Diensten ist, Salz auf seine Äcker.

Die sexuelle Vereinigung Verliebter hat eine rituelle Macht, die im Erleben des Paars ihre Bindungskraft *symmetrisch* entfaltet. Animalische und narzisstische Befriedigungen harmonieren und steigern sich gegenseitig. Wenn ein Teil den Eindruck hat, dass die erlebte, das Selbstgefühl erhebende Nähe schwindet, will er diese Asymmetrie durch den erneuten Vollzug des Rituals beseitigen.

Wenn sein Gegenüber noch keinen Mangel empfindet, besteht die Gefahr, dass es die impulsive, animalische Abwehr einer unerwünschten Annäherung nicht unterdrückt. So kann das Ritual nicht befriedigend gelingen. Die entstandene narzisstische Kränkung müsste bewusst gemacht, zugelassen und gemeinsam verarbeitet werden. Wenn das nicht geschieht, stören künftig Angst vor dem Mangel an Liebe und Aggression gegen das enttäuschende Gegenüber das Liebesritual und erschweren seinen Vollzug.

Dieser Verlust ist ein charakteristisches Thema der Paaranalyse. Eine Seite hat sich verweigert, ein Gegenüber mit Vorwürfen reagiert, die Stimmung ist einfach nicht mehr danach, weiter so wie in einer unproblematischen Anfangszeit Sex zu haben.

Das wird manchmal sogar in gemeinsamer Suche nach Entlastung als »natürliches« Geschehen erklärt, als seien Liebesrituale aus einem Stoff gemacht, der sich abnützt wie der Pullover an den Ellbogen. In anderen Fällen will ein Teil immer Sex haben, der zweite braucht das eigentlich nicht und gibt nur manchmal nach; manchmal haben sich Vorwürfe über sexuelles Desinteresse zu Anschuldigungen über Kälte oder Impotenz gesteigert und als »Treffer unter der Gürtellinie« die Verweigerung des Liebesrituals zementiert.

Gewalt ist der bedrohlichste Schatten der Liebe. Sie hat mit dem *Festhalten* zu tun, der Geste der Menschwerdung schlechthin. Primaten halten ihre Kinder fest. Der Schimpanse lässt den Prügel fallen, der seinen Zweck erfüllt hat. Menschen aber übertragen das Festhalten auf alles, was sie geschaffen haben und wovon sie glauben, dass es ihnen gehört, angefangen bei den Werkzeugen.

In der romantischen Liebe werden die Beteiligten *einander* festgehaltenes Werkzeug, zur Produktion von Glück und zur Steigerung des Selbstgefühls verpflichtet. Es geht nun nicht mehr vor allem um den Nutzen, den die *Gruppe* an ihrer Verbindung hat. Dieser wäre ein Motiv, ökonomische Lösungen zu finden.

Wo Besitz sich gegen den Besitzer kehrt und seinen Dienst verweigert, muss er zerstört werden. Es wäre unerträglich zu erleben, dass andere ihn gebrauchen und mit ihm ihr Glück finden. Gewalt hat in der Liebe eine ganz spezifische Erlebnisstruktur. In einem aus zwei Organismen verschmolzenen Gebilde wird unerwünschte Eigenaktivität zum störenden Reiz. Es kostet Aufmerksamkeit, Geduld und Empathie, nicht *jede* Differenz als Feind zu erleben, als Gewalttat, die zur Gegengewalt drängt.

Diese kann sich nach der Talion-Maxime (»Auge um Auge«) mäßigen lassen. Oder sie steigert sich. Männer (seltener auch Frauen) deuten sexuelle Verweigerung als gegen sie ausgeübte Gewalt und reagieren entsprechend – entweder spiegelbildlich, indem sie sich ebenfalls verweigern und die sexuelle Bindung entwerten, oder aber indem sie ihr Gegenüber angreifen, schlagen, vergewaltigen.

In der Liebe führt abgewehrte Verlustangst zu einem Geschehen, das man als »Flucht in den Kampf« beschreiben kann. Wer streitende Paare beobachtet, entdeckt oft bei einem oder auch bei beiden Partnern die Angst, eine Differenz zu erkennen und das zu ertragen. Sie fliehen in verbale oder auch physische Gewalt hinein, *um wenigstens diese noch gemeinsam zu haben.*

Obwohl es kaum eine friedlichere Aktivität gibt als zu schlafen, fühlt sich der schlaflose Partner durch den Rückzug seines Gegenübers angegriffen. Er empfindet den ruhigen Atem als Aggression und spürt den Impuls, diesen bösartigen Ruhestörer mit kaltem Wasser zu übergießen, gar Benzin zu holen und ihn anzuzünden.

Es gehört zu den existenziellen Gefahren unserer Psyche, dass wir auf das Befremdliche in den Menschen, die wir am meisten lieben, mit identischen Affekten reagieren können wie auf die Giftschlange. Wer sein Kränkungserleben relativ wertfrei beobachten kann, wird sich der Einsicht nähern, dass die Flucht- und Mordimpulse in diesem Zusammenhang schneller und sozusagen urtümlicher, grundlegender sind als der nur langsam reifende Entschluss, sie *nicht* in die Tat umzusetzen. Ähnlich langsam ist der Prozess, sich der guten Seiten des mit Zerstörungswut besetzten Liebesobjektes wieder bewusst zu werden.

Die Möglichkeit, die eigenen Rückzugs- und Angriffsmotive zuzulassen und über sie nachzudenken, setzt einen inneren Raum voraus, den traumatische Erfahrungen verengen. Traumatisierte Personen haben erleben müssen, dass sie weder fliehen noch sich wehren konnten, sondern, von einer Übermacht erbeutet, knapp dem Tod entronnen sind. Hier führt die Kränkung durch das geliebte Objekt zu einer Notreaktion, einer umfassenden Blockade des Gefühlslebens, die eine Person zurücklässt, welche zwar noch zweckmäßig handeln kann, aber unfähig ist, Beziehungen mit den Mitteln der Empathie einzuschätzen.

Diese Form der Persönlichkeitsveränderung nach einem traumatischen Verlust beleuchtet ein Film von 2016, »Manchester by the Sea«; Drehbuch und Regie von Kenneth Lonergan. Der Hausmeister Lee (Casey Affleck) funktioniert als fähiger Handwerker und kann deshalb seinen Arbeitsplatz halten, obwohl er emotionalen Beziehungen aus dem Weg geht und sich manche Mieter – Frauen, die mit dem gut aussehenden Mann flirten wollten – über seine schroffe Art beschweren.

Manchmal geht Lee in eine Kneipe. Er schlägt einem Mann mit der Faust ins Gesicht, weil dieser ihn zu lange angeschaut oder aus Versehen berührt hat. Da er ein Einzelgänger ist und seine Opfer Freunde haben, wird er verprügelt. Es scheint ihm nichts auszumachen. Allmählich stellt sich heraus, dass er den Kontakt zu seiner Familie und seinen früheren Freunden abgebrochen hat. Nur sein Bruder Joe meldet sich gelegentlich und macht sich Sorgen um Lee.

Dann stirbt Joe. Er setzt Lee in seinem Testament zum Erben und Vormund für seinen 16-jährigen Sohn Patrick ein. Lee steigt in seinen alten Jeep und fährt von Boston, wo er arbeitet, in seine Heimat am Meer, in den Ort *Manchester by the Sea*. In Rückblenden erscheint nun ein ganz anderer Lee, ein humorvoller, kontaktfreudiger Onkel und Vater, der mit seinem Bruder und Patrick Angelausflüge unternimmt. Er liebt seine Frau Randi und seine drei Kinder, einen Säugling und zwei Mädchen im Vorschulalter, er kümmert sich um sie, ist stolz auf sie.

An einem Abend feiert Lee mit seinen Kumpels lautstark im Erdgeschoss seines Hauses. Oben schlafen die Kinder. Randi stört der Lärm. Sie setzt durch, dass Lee seine Freunde nach Hause schickt.

Es ist Winter, Lee will nicht, dass die Kinder frieren und legt noch einmal Holz in das Kaminfeuer. Er ist noch zu aufgedreht, um schlafen zu können, zu betrunken, um Auto zu fahren – also geht er zu Fuß zum Supermarkt, kauft Bier und etwas zu essen und läuft wieder nach Hause.

Als er zurückkommt, steht sein Haus in Flammen. Die Feuerwehr sucht vergeblich, den Brand zu löschen. Sie kann nur Randi retten, die trotz einer Rauchvergiftung nur mit Gewalt zurückgehalten werden kann, sich in die Flammen zu stürzen, um ihre Kinder zu finden. Sanitäter holen sie ab. Versteinert drückt Lee die Einkaufstüte an sich wie ein Baby, bis sein Bruder kommt und ihn wegführt.

Nach dem Verhör wird Lee entlassen. Er hat vergessen, das Kamingitter zu schließen; das reicht aber nicht für eine Anklage. Lee reißt einem Polizisten die Pistole aus dem Halfter und will sich erschießen. Joe rettet ihn und nimmt ihm das Versprechen ab, sich nicht umzubringen. Randi lässt sich scheiden. Die Menschen in der Kleinstadt, wo jeder jeden kennt, tuscheln; Lee findet dort keine Arbeit mehr und erträgt es nicht, diesen Blicken ausgesetzt zu sein.

Für die Darstellung der Verwandlung des von der Liebe zu Randi und seiner Familie inspirierten Freundes aller Welt in den abweisenden, zynischen und masochistischen Hausmeister hat Casey Affleck 2017 den Oscar bekommen. Keine Frau, kein Freund kann Lee erreichen. Er fügt sich widerwillig dem Testament, übernimmt die Vormundschaft und findet am Ende doch in eine Beziehung zu dem 16-jährigen Patrick, der ihm mit einer Mischung aus kindlicher Loyalität und adoleszenter Aggression begegnet, die Lee annehmen kann.

Lees Ex-Frau und große Liebe Randi nimmt wieder Kontakt mit ihm auf. Sie ist in einer zweiten Ehe schwanger und sieht, was Lee durchgemacht hat. Sie will ihm erklären, dass sie einander das Herz gebrochen haben und sie Unrecht hatte, ihm die Schuld zu geben. Sie möchte mit ihm essen gehen, sich versöhnen. Lee kann das nicht annehmen. Er behauptet, er empfinde nichts mehr.

In einer der Rückblenden schäkert Lee mit dem vielleicht achtjährigen Patrick auf Joes Boot. Er fragt ihn, wer der bessere Kumpel sei und ist spielerisch enttäuscht, als Patrick sofort seinen Vater nennt; nein, sagt er, Onkel Lee wäre besser. Die Rivalität mit dem älteren Bruder scheint Lee zunächst auch zu gewinnen: Er hat eine liebevolle und aufmerksame Frau und drei Kinder, während Patricks Mutter Alkoholikerin ist und mit einem Liebhaber durchbrennt. Joe ahnte bis zu seinem Tod nicht, dass Patrick über das Internet wieder Kontakt zu seiner Mutter aufgenommen hat, die einen evangelikalen Prediger geheiratet hat.

Lees Bruder ist mitten im Winter gestorben, der Boden ist gefroren, er kann nicht beerdigt werden, sondern bleibt in einer Gefrierbox, bis Tauwetter kommt. Patrick hat sich bisher keine Trauer anmerken lassen, im Gegenteil. Er gibt sich cool und will neben seiner festen Freundin, mit der er am ersten Abend geschlafen hat, noch ein Mädchen verführen.

Nach dem Gespräch mit dem Bestattungsunternehmer ist Patrick kaum von dem Wunsch abzubringen, dass sein Vater in keine Kühlbox kommt, sondern ordentlich begraben wird. Patrick hat seinen Onkel bisher immer von oben herab behandelt und seine Verachtung für Lees Hausmeister-Job und sein altes Auto nicht verborgen.

Am Abend will sich Patrick ein Steak aus dem Gefrierfach des Kühlschranks holen. Der Inhalt purzelt ihm entgegen. Im Kampf mit dem gefrorenen Fleisch bricht Patrick zusammen. Er diagnostiziert selbst eine Panikattacke, will aber keinen Arzt, will nur seine Ruhe. Lee nimmt ihn in die Arme und tröstet ihn.

Zusammen mit dem Teenager findet Lee in kleinen Schritten zu seinem früheren Ich zurück. Er spricht über seine Ängste, was ihm bisher unmöglich war. Manchester by the Sea ist für ihn kein Ort mehr, wo er leben kann, er erträgt es nicht (und die Art, wie die Menschen in der Kleinstadt ihm begegnen, macht seine Abneigung verständlich). Während Lee anfangs Patrick gegen dessen Wunsch zwingen wollte, mit ihm nach Boston zu ziehen, respektiert er jetzt die Interessen des Teenagers und organisiert einen neuen Motor für das Boot, an dem Patrick so hängt.

Aber Lee ist alles andere als geheilt. Lonegans Drehbuch nimmt die seelischen Verletzungen ernst und verzichtet auf billige Lösungen. Wiederholt erhält Lee Angebote von Frauen, nicht nur von Randi, die inzwischen erkennt, wie viel leichter sie es nach der Katastrophe hatte, Lee hinter sich zu lassen und neu anzufangen. Lee kommt kaum aus seinem Panzer heraus.

Patrick seinerseits ist dankbar, dass Lee sowohl die Kontaktaufnahme mit seiner Mutter unterstützt wie auch Verständnis dafür hat, dass Patrick mit dem Angebot, zu ihr und einem bigotten Stiefvater zu ziehen, nicht klarkommt.

In den letzten beiden Szenen ist das Boot, auf dem die Brüder früher unbeschwerte Stunden verbracht haben, wieder in Ordnung. Lee bringt Patrick bei, es zu steuern und verhilft ihm komplizenhaft zu einem Treffen mit Patricks neuer Flamme. Lee wird sich in Boston eine größere Wohnung nehmen, damit Patrick bei ihm übernachten kann, wenn er aufs College geht. In der letzten Szene sitzen Patrick und Lee einträchtig auf Joes Boot und fischen.

Liebe steigert und ordnet die Fähigkeiten, sich mit Leib und Seele auf eine andere Person zu beziehen. Diese Person wird zu einem Teil des eigenen Denkens und Fühlens, der eigenen Fähigkeiten, Lust und Schmerz zu empfinden, Angst und Wut zu regulieren. Dadurch werden Abhängigkeiten geweckt und in Interaktionen eingebunden, die sonst schlummern würden. Der Satz: *Ich kann mir ein Leben ohne dich nicht vorstellen* trifft das nur zum Teil. Der drohende Verlust des Partners verändert nicht nur die Vorstellungswelt, er verändert auch das Ich, das diese Welt aufbaut, organisiert und erhält.

Ein Leitsatz der stoischen Philosophie lautete: Was die Menschen verwirrt, sind nicht die Dinge (pragmata), sondern die Meinungen (dogmata) über die Dinge (Epiktet). Wer einen Krug liebt, muss sich klarmachen, dass dieser zerbrechen kann – denn dann wird er nicht leiden, wenn es geschieht. Küsse den Geliebten, wenn er aber stirbt, lasse dich nicht aus der Bahn werfen – du weißt doch, dass Menschen sterblich sind.

Diese Lehren sind zum Teil älter als die Stoa; sie finden sich bei Lao Tse oder Buddha. Und sie sind sehr modern; die Praxis der kognitiven Verhaltenstherapie oder der Anonymen Alkoholiker orientiert sich an dem Gebot, die Dinge zu ändern, die ich ändern kann, und die Dinge zu ertragen, die ich nicht ändern kann.

Wir fliehen vor dem Tragischen, können ihm aber nicht immer entrinnen. »Glücklich ist, wer vergisst, was doch nicht zu ändern ist!« Das ist das Motto einer Operette von Johann Strauß – und es ist Schopenhauer entliehen, einem Erben der Stoiker.

Die romantische Liebe ist das Gegenteil der stoischen Haltung. Sie kann durch das Wissen um ihre Zerbrechlichkeit nicht aufgehalten werden; aber es gehört zu den Kulturleistungen, ihre Tragik zu mildern, ihren Ausgang in Gewalt zu bremsen, ihre destruktiven Kräfte umzuleiten und kreativ zu verwandeln, sie zu sublimieren in Musik, Tanz, Ironie.

In »Manchester by the Sea« steht die Gleichzeitigkeit des Slapsticks der von einer Helikopter-Mutter erschwerten Liebe zwischen Patrick und seiner Freundin Sandy neben dem Thema des gebrochenen Herzens für die romantische Scharade. Es ist ebenso schwierig, die Liebe zu gewinnen, wie ihren Verlust zu bewältigen. Es geht ebenso schief, mit ihr anzufangen, wie mit ihr fertig zu werden, und doch ist sie der Motor, durch den Menschen einen neuen Anfang finden können.

Die Liebe macht uns verwundbar. Sie führt zu einem großen, ja manischen Aufschwung des Selbstgefühls durch die scheinbare Sicherheit, nicht mehr und nie mehr allein zu sein, weil der Seelenzwilling gefunden ist. Wenn das nicht gut geht, wird das Gegenüber des schlimmsten Verbrechens schuldig, des Verrats.

An diesem Punkt wird klar, welche Gefahren der platonische Liebes-Mythos ignoriert. Er verspricht, dass wir in der Liebe ein bisher verlorenes, mit uns identisches Gegenüber finden, das uns spiegelt und unsere Erwartungen erfüllt. In Wahrheit aber können wir nur erwarten, dass wir ein Gegenüber treffen, das die gleiche Sehnsucht *spürt*, aber nicht unsere verlorene Hälfte *ist*, sondern ein Individuum mit seiner eigenen Geschichte, seinem eigenen Wortschatz, seinem eigenen Beziehungsnetz.

Um einander zu gefallen, täuschen sich Liebende. Um die neu gewonnene Illusion des Fundes der verlorenen Hälfte nicht zu verlieren, beschwören sie deren Wirklichkeit und ermutigen einander, sich das zu glauben. Ohne diese Täuschung kann die romantische Liebe nicht beginnen, und ohne den (überwiegend) liebevollen Umgang mit den frommen Lügen des Anfangs kann sie nicht bestehen und sich entwickeln.

Die traditionelle Kultur mit ihren getrennten Geschlechtsrollen erleichterte die Bewältigung dieser Krise, weil sie von Anfang an einen kategorischen Unterschied bewahrte: Männer *sind anders* als Frauen! Sie können nicht *alle* Erwartungen erfüllen, wie es das romantische Erleben nahelegt. Männer *bleiben* Männer, Frauen *bleiben* Frauen; die Verschmelzung kann diese Grenzen nicht überschreiten. Geschlechtsnormen typisieren Erwartungen. Sie werden nicht von den Partnern geschaffen und erhalten, sondern von der Kultur, in der sich das Paar bewegt.

In der individualisierten Moderne zerfallen diese Normen. Paare schaffen ihre eigenen Bilder, was sie einander sein sollen. Die Geschlechtsrollen sind zu bunten Scherben zerstampft, aus denen jedes Paar sein Mosaik bastelt. Wer die Kinder hütet, wer beim Sex oben ist, wer kocht, die Wäsche besorgt, das Auto lenkt – jede Seite ist erst einmal ebenso frei wie gezwungen, die Lösung für *beide* zu entwerfen. Solange alle im Aufbruch, in Bewegung und sehr beschäftigt sind, deutet sich Gelingen an, kann zumindest Scheitern verleugnet werden. Jeder glaubt, am Ende werde sein Entwurf Wirklichkeit. Wenn die Wohnung eingerichtet, das Haus gebaut, das letzte Kind geboren ist – habe ich mir Leben und Liebe *so* vorgestellt?

## Die Überlebenden

*Anfangs wollt ich fast verzagen,*
*Und ich glaubt, ich trüg es nie;*
*Und ich hab es doch getragen –*
*Aber fragt mich nur nicht, wie?*

*Heine, Buch der Lieder*

Heine beschreibt die Unmöglichkeit der Trennung – und das Paradox ihres Gelingens, die Bewältigung des nicht zu Bewältigenden, die zwar geübt, aber nicht »verstanden« werden kann. Anfangs erscheint es schlicht unmöglich, in dem fragmentierten Zustand weiterzuleben; *es fehlt ein als unverzichtbar imaginierter Teil der eigenen Psyche.* Das Vernichtungsgefühl gleicht dem Gefühl, Opfer eines Mordes zu sein oder selbst morden zu müssen, um mit dem kränkenden Liebesobjekt auch allen Schmerz auszulöschen.

Der so heftig quälende und so unüberwindlich erscheinende Affekt im Kontext des (drohenden) Verlustes ist eine besondere Form der Angst. Es ist eine Angst, die anders aufgebaut ist als die Angst vor einer konkreten Gefahr. Diese reizt zu Flucht und der Suche nach einem sicheren Ort. Wenn er diesen findet oder die Flucht in sichere Distanz geführt hat, atmet der Geängstigte auf und beruhigt sich.

Im Fall der von Heine beschriebenen Angst gibt es diesen sicheren Ort nicht mehr. Wie in der urtümlichen Kampf-Flucht-Reaktion werden alle Kräfte angespannt, um eine Sicherheit zu finden, die nicht mehr existiert. Die narzisstische Komponente der Liebe ist ambivalent und daher instabil. Sie beruht auf Urteilen. Was heute wertvoller ist als alles andere, bedroht das Ich mit Entwertung.

Othello beschreibt in Shakespeares Drama, wie er das Leben genoss, gut schlief und gerne aß, solange nicht der Gedanke in ihn eingedrungen war, Desdemona betrüge ihn. In der Eifersucht zerfällt die Einheit der animalischen und der narzisstischen Aspekte der Liebe. Desdemona ist nicht nur verloren, weil sie einen anderen begehrt, sie bedroht durch ihren imaginierten Verrat die *Ehre*, die narzisstische Grundlage des Selbstgefühls.

Das animalische Begehren ist berechenbar wie Hunger und Durst: Je länger die Befriedigung entbehrt wird, desto stärker wird sie herbeigewünscht und desto weniger wählerisch ist das suchende Ich. Papageno in der Zauberflöte, der lieber eine hässliche Alte nimmt, als allein zu bleiben, verkörpert dieses Kind der Natur: *Ich will dir ewig treu sein,* (beiseite) *bis ich eine Schönere finde.* Auf dieser animalischen Ebene sind Kampf und Flucht funktional. Aggression wird mobilisiert, um Beute zu verteidigen, Konkurrenten zu vertreiben, aber kein Säugetier würde ein Liebesobjekt töten, das sich in ein Hassobjekt verwandelt hat, was in zivilisierten Gesellschaften eine der häufigeren Ursache für Mord geworden ist.

Die ärgsten Feinde einer Liebe sind die Liebenden selber. Wenn sie einander die Narben der Verletzungen, welche sie sich zugefügt haben, später mit Humor zeigen können, haben sie Glück gehabt. (Verlust-)Angst macht nicht nur ausnahmsweise, sondern in der Regel ab einem gewissen Grad ihrer Intensität die von ihr Ergriffenen ganz und gar rücksichtslos, unfähig zur Einfühlung. Wer von Angst getrieben ist, verhält sich in der Suche nach einer Zuflucht nicht anders als der Süchtige auf der Suche nach dem Mittel, das seinen Entzug lindert.

Die romantische Liebe hat sich in den christlich geprägten Kulturen entwickelt. Von Petrarcas Laura und Dantes Beatrice führt eine krumme Linie zu Nscho-Tschi, der Schwester Winnetous, die sich der Tagtraumschreiber Karl May an seine Seite zauberte. Sie musste sterben, weil sie nicht Indianerin bleiben, sondern dem Geliebten ähnlich werden wollte.

So bereitet der Gedanke, dass Leiden zur Erlösung gehört, genauer auf die romantische Liebe vor als die Götterwelt Homers, in der es keine Erlösung und kein Paradies gibt, hienieden aber die Karten bunt gemischt werden und immer klar bleiben darf, dass es viele Götter mit vielen Stimmen gibt. Die Entwicklung in der Kulturgeschichte führte von vielen Gottheiten, von denen keine die einzige sein will, hin zum einen, einzigen Gott, der keine anderen duldet. Dieser Entwicklung entspricht auch der Schritt von der Erotik, die jede Gelegenheit ausnützt, wie die Witwe von Ephesus, hin zur Erfüllung durch die eine, die »große« und darum singuläre Liebe.

In allen Überlegungen über die Wurzeln menschlicher Destruktion wie auch des »heiligen« Krieges in der kulturellen Evolution[19] sollte das beachtet werden. Wenn in der Antike Fremde an einer Küste landeten, entdeckten sie in den dort heimischen Göttern die eigenen unter neuen Namen. Herodot hat das erwähnt; noch Tacitus schreibt, dass die Germanen in Odin Merkur anbeten und in Donar Herkules.

---

19 Vgl. W. Schmidbauer, Die sogenannte Aggression. Die kulturelle Evolution und das Böse, Hamburg 1972. Jan Assmann hat diesen Zusammenhang wieder aufgegriffen in: Die Mosaische Unterscheidung oder Der Preis des Monotheismus, München 2003.

Sobald Christen oder Muslime fremden Göttern begegnen, denunzieren sie diese als Götzen und Ausgeburten Satans. Ihr eigener, allmächtiger Gott wird sie hinwegfegen, mit dem Nebeneffekt, dass sich die Eroberer die Schätze der Ungläubigen aneignen dürfen. »Wer kommt Gott gleich« steht auf dem Schild des bewaffneten Engels, der Luzifer und seinesgleichen in den Abgrund stößt.

Im Monotheismus gibt es weniger Toleranz für Regressionen als in der polytheistischen Welt. Der Gehorsam gegenüber dem einen Gott enthält höhere Forderungen an den Verzicht auf die Befriedigung spontaner Wünsche, an das »richtige« Verhalten als der Polytheismus.

Der Monotheismus wurde kulturell so erfolgreich, weil er es Eroberern erleichterte, gegen ihr Machtstreben gerichtete, kreatürliche Bedürfnisse zu dämonisieren. In schamanistischen und animistischen Kulturen gab es zwar mutige Krieger, aber kein Heer, in dem Deserteure bestraft werden. Jeder indigene Anführer musste sich damit abfinden, dass einer seiner Kämpfer lieber einer frischen Fährte folgte als seinem Kommando.

Die Haltung des absoluten Gehorsams und des Opfermuts strahlt in der christlichen Kultur in die Forderungen hinein, die sich in der romantischen Liebe ergeben. So mischt sich Furcht in die Sehnsucht. Das reife Sexualverhalten ist ein Geschenk des erwachsenen Lebens, das Ergebnis der Kontrolle seiner Wurzeln im Chaos. Die Liebestragödien von gestern, heute und morgen hängen damit zusammen, dass jede Kontrolle Energie verzehrt und daher nur unter günstigen Bedingungen funktioniert.

Einige Blicke in die Welt, auf die Kriminalstatistik, in die Familien zeigen, dass nicht allein in der Kindheit die Sexualität vielgestaltig, schwer kontrollierbar und latent pervers ist. Wir bleiben von Regressionen bedroht. Auch der bisher mustergültig Disziplinierte wird perverse Wünsche ausleben, sobald seine Fassade bröckelt. In einer Vorgeschichte großer Lebenshärte und brutaler Sanktionen von außen waren die psychischen Gefahren leichter zu bändigen.

## Zur Psychoanalyse der Manipulierbarkeit

In einer Theorie der Verliebtheit, die Freud in »Massenpsychologie und Ich-Analyse« formuliert, verspricht er mehrere Rätsel zu lösen: das der Manipulierbarkeit des Menschen in der Masse, das der Suggestion, das der Bindung in Hypnose und Hörigkeit und endlich auch die romantische Überschätzung des Liebesobjektes.

In dieser 1921 entworfenen psychoanalytischen Beziehungslehre[20] entwickelt Freud das Konzept des Narzissmus und entfaltet prophetische Qualitäten, denn bald werden die faschistischen Bewegungen Italien und später auch Deutschland überrollen. Sie speisen sich aus den Kränkungen der heimgekehrten Soldaten, die Lohn für ihre Leiden fordern, und der Traumatisierung breiter Bevölkerungsschichten. Unter ihrem Druck verblassen die Hoffnungen auf einen ethischen Fortschritt der Menschheit ein zweites Mal: Sie hat aus der Katastrophe des Ersten Weltkrieges nicht mehr gelernt, als sich für den Zweiten zu rüsten.

Freud untersucht zunächst spontane Massen wie einen Volksauflauf. Er übernimmt hier eine Art sozialer Dämonologie, wie sie der französische Publizist Le Bon mit Beispielen aus dem revolutionsfreudigen Frankreich in seiner »Psychologie der Massen« entwickelt hat. Dann wendet sich Freud »künstlichen Massen« zu, die wir heute Organisationen nennen, wie die Kirche und das Heer. Er kommt auf einen zentralen Unterschied in den Beziehungen zwischen Menschen zu sprechen: Wir können eine andere *Person zum Objekt machen*, d.h. uns ihr wie einem Teil der Außenwelt zuwenden und sie auch in dieser Rolle belassen, oder wir können uns *mit dieser Person identifizieren.*

Sie wird dann zu einem Teil von uns, trägt Eigenschaften, die wir uns für uns selbst wünschen; umgekehrt werden wir wie sie und können dadurch auch ihren Verlust kompensieren. Ein Kind will nach dem Tod des geliebten Hundes aus einem Napf vom Boden essen und läuft auf allen vieren. Ein bisher glatt rasierter Mann lässt

20 Sigmund Freud, Massenpsychologie und Ich-Analyse, Wien 1921, später in Ges.W. XIII.

sich einen Vollbart wachsen von dem Monat an, in dem sein bärtiger Vater verstorben ist.

Die Gemeinsamkeit der Masse entsteht dadurch, dass sich ihre Mitglieder mit einem Führer oder der von ihm verkörperten Idee identifizieren, sie in ihr Ich aufnehmen, zu ihrem »Ich-Ideal« erheben. Damit wird die Studie über Massenpsychologie auch zu einer Grundlage der Lehre von der Struktur der menschlichen Persönlichkeit.

Die Identifizierung geht über eine Imitation hinaus. Während die Nachahmung von außen kopiert, sucht die Identifizierung nach einem inneren Prinzip, folgt diesem, spitzt es zu. Sie bietet die Möglichkeit, mit einem aus der eigenen Phantasie geschaffenen Ideal zu verschmelzen und dadurch Eigenschaften zu entwickeln, die *gerade nicht* in den realen Vorbildern der Umwelt auftauchen. So wird die vernachlässigte Tochter Krankenschwester – sie identifiziert sich mit dem Ideal der guten Mutter, welche ihr in ihrer Lebensrealität mangelte (»Helfer-Syndrom«).

Mit dem Modell einer »Stufe im Ich« erklärt Freud die Macht des Hypnotiseurs bzw. der Suggestion: Sie funktionieren, weil die Patientin (oder das Medium, wie die französischen Magnetiseure sagten) den Arzt als Ich-Ideal erlebt und sich ihm unterwirft.

In der Verliebtheit sind Identifizierungen mit dem idealisierten Objekt gegenseitig; in der Übertragungsliebe während einer Psychoanalyse sollten sie durch die analytische Arbeit bewusst gemacht, nicht in erotische Aktion umgesetzt werden.

In trivialen Liebeslehren werden die absolute Nachgiebigkeit und Uneigennützigkeit eines Liebenden gepriesen, der Wünsche erfüllt, ohne dass diese geäußert werden müssen. Das ist ein ritualisierter Stil der Kränkungsvermeidung, eine Geste, die bis heute in Paarbeziehungen auffällt. Paartherapeuten erzählen die Geschichte von den zwei Hälften der Semmel, um sie ad absurdum zu führen.

> Nach zwanzig Ehejahren eines Paares kommt eine Nichte zu Besuch. Beim Frühstück sagt sie munter, dass sie lieber die obere Semmelhälfte isst, die sei knuspriger. »Ich bevorzuge die untere«, sagt der Ehemann, »die lässt sich besser streichen!« »Und warum

> schneidest du seit Jahr und Tag die Semmel durch und gibst mir die untere Hälfte, wo ich doch lieber die obere essen würde?«, sagt die Ehefrau. »Weil ich dachte, dass dir die untere besser schmeckt, wie mir auch!« »Und ich habe immer geglaubt, ich tue meinem egoistischen Mann einen Gefallen!«

Wer vorausschauend Wünsche errät, erspart dem Partner, diese zu äußern und sich damit in seiner Bedürftigkeit und Abhängigkeit zu entblößen. Wer etwas braucht, ist verwundbar, kann sich beschämt fühlen; wer beschämt ist, kann trotzig reagieren oder Rachephantasien entwickeln. Im Augenblick der Äußerung eines Bedürfnisses kann die menschliche Phantasie der Angst nicht mehr ausweichen, dieses Bedürfnis könnte auch *versagt* werden.

Für einen Menschen mit normaler Kränkungsverarbeitung bedeutet das nicht viel. Er hat es probiert, es hat nicht geklappt, nächster Versuch. Wer aber in seinen animalisch getönten Bedürfnisäußerungen verletzt wurde, den prägt das Streben, dass ihm solche Gefahren erspart bleiben. Jede Ablehnung eines Wunsches, jede Enttäuschung einer Erwartung aktiviert eine sonst latente Erregung, die das Ich mit Flucht- und Kampfimpulsen überschwemmt.

Die Semmel-Geschichte wirkt lächerlich. Da war ein Paar doch tatsächlich so dumm, jahrelang eigene Bedürfnisse zu opfern, um eine erträumte Harmonie zu gewährleisten. Aber sie zeigt die Gefahren, wenn die Wahrnehmung des Gegenübers durch die Projektion ersetzt wird, es sei ebenso beschaffen wie das eigene Ich.

In dem Beispiel der Semmelhälften ist diese Projektion harmlos, sobald sie aber existenziell bedeutungsvolle Aspekte der Persönlichkeit des Gegenübers in ähnlicher Weise verzerrt, wird das bisher idealisierte Liebesobjekt in dem Augenblick fremd, in dem die Idealisierung zusammenbricht. Eine realistische Sicht auf den Partner ist nicht mehr möglich – wenn er nicht so ist, wie ich ihn projiziert habe, dann ist er ein Verräter an meiner Liebe.

So kann es geschehen, dass sich zwei Personen, die einmal an ihre Liebe glaubten, die geheiratet haben und eine Familie gründeten, an die Gefühle von einst, so sehr sie ihr Leben prägten, nicht mehr erinnern. Sie sind ausgelöscht. Wenn ein Dritter diesen Widerspruch bemerkt, begegnet er einem rein rationalen Verständnis der Frage, dem sofort der Einwand folgt: Wie soll ich noch etwas empfinden, wenn mir *das* angetan wurde? Diese Beziehung war der größte Fehler meines Lebens!

Die Gegenwart frisst die Vergangenheit, die Liebe ist nie dagewesen, sie war ein Irrtum, der vergessen werden muss. Diese Prozesse erklären auch die Widersprüche in unserem Erleben der Vergangenheit, wenn eine romantische Erwartung nicht erfüllt wurde. Wenig fällt uns schwerer, als die Vieldeutigkeit einer Situation zu erinnern, sobald sie sich in eine Richtung entwickelt hat, die unser Selbstgefühl verletzt.

Ihre Liebe hat die Individuen verändert, sie hat zwei Menschen dazu bewegt, eigene Eigenschaften dem Liebesobjekt zuzuschreiben; jetzt müssen diese Qualitäten zurückgenommen werden. Dann übernimmt der primitive Fluchtimpuls die Macht über das rationale Ich. Die Folge ist eine künstliche, unrealistische Festigkeit im Urteil: Wo sich die Liebe nicht weiterentwickeln konnte, *war sie auch niemals da.*

Der Hass auf das einst geliebte Objekt ist auch Selbsthass. Das Ich kann *sich und dem Objekt* nicht verzeihen, dass die gemeinsame Realität nicht gelang. Wie die Liebenden geglaubt haben, sie seien ganz und gar »richtig« füreinander, glauben die Verhassten jetzt in entgegengesetzter Illusion, dass sie füreinander ganz und gar falsch sind.

Das ganz auf das Gegenüber bezogene, sich ihm ganz opfernde Idealbild der Liebe wirft als Schatten die Nekrophilie. Geliebte werden zum Material, mit dem das Größenselbst machen kann, was es will. Liebende geraten in eine Pattsituation, wenn er ihr ins Ohr flüstert: Mach mit mir, was du willst!, sobald sie entgegnet: Du auch!

In der Liebesleidenschaft steckt der Impuls, das Gegenüber zu gestalten, mit sanftem, mit heftigerem Druck, notfalls mit Gewalt. Diese Komponente treibt den Stalker an, sein Objekt zu verfolgen, den Analysanden, den Analytiker gemäß seiner Übertragung zu verformen. Sie weckt die Überredungskünste und die Drohungen der Verliebten.

## Die romantische Nekrophilie

Ähnlich dem Narzissmus hat auch die Nekrophilie ihre begriffliche Karriere als sexuelle Perversion begonnen. Während Narzissmus ursprünglich eine sehr seltene Störung definierte, bei der nur der Anblick des eigenen Körpers im Spiegel den Orgasmus ermöglicht, betrifft Nekrophilie im engen Sinn Personen, die den Sexualverkehr mit toten Objekten erregender finden als den mit einem lebendigen Menschen. Sobald wir die krasse Ausprägung als Symbol nehmen, als Extrem, das wie ein magnetischer Pol die Eisenspäne sonst unscheinbarer Ereignisse zu Zeichen ordnet, werden wir an vielen Orten fündig.

Heinrich von Kleist gebührt die Anerkennung, die nekrophile Seite der romantischen Liebe erfasst zu haben. In der Erzählung über die Marquise von O. unterlässt er außer einem Gedankenstrich jede Beschreibung des entscheidenden Aktes. Erst aus seinen Folgen – der beschämenden, verleugneten, schließlich unabweisbaren, zu tiefstem Zerwürfnis mit ihren Angehörigen führenden Schwangerschaft ohne bekannten Vater – errät der Leser allmählich, was vorgefallen ist. Nun beginnt er auch den zweiten Erzählstrang, die heftigen Schuldgefühle und Wiedergutmachungsversuche des Täters zu verstehen.

Der Akt selbst bleibt ganz im Ungewissen; die Marquise hat nichts gewusst und doch in ihrem Schwanken zwischen höchster Ablehnung und tiefster Sehnsucht alles geahnt. Die moralische Haltung des Autors ist zweideutig: Er lässt den adeligen Beischläfer der Ohnmächtigen, der bereut und geheiratet hat, glücklich davonkommen. Die fünf gemeinen Soldaten, welche die Marquise in der erstürmten und brennenden Festung erbeutet haben, werden für die gar nicht vollzogene Vergewaltigung an die Wand gestellt und erschossen. Der Graf rettet ihr Opfer, die Marquise, um selbst zum Täter zu werden. Der Held hat die Frau aus dem Griff der Räuber befreit, um sie selbst zu besitzen.

Kleist blickt in den Schatten der Liebe und sieht die Nekrophilie. Es ist gefährlich, sich selbst dem Liebespartner als Material anzubieten oder diesen zur Materie zu machen. In der »Penthesilea« (und ironisch gebrochen im »Käthchen von Heilbronn«) nähert sich Kleist der Einsicht, dass die individualisierte Liebe als Grundlage von Beständigkeit und Familien-Zusammenhalt ein tragisches Modell ist. Wer dem Rachen des einen Monsters – dem die Liebe tötenden sozialen Zwang – entronnen ist, sieht sich im Rachen des gegenübersitzenden Ungeheuers, der symbiotischen Leidenschaft, die keine Grenzen respektiert. Penthesilea wetteifert mit ihren Hunden, den geliebten Achilles in Stücke zu reißen und zu fressen; danach tötet sie sich mit einem Dolch, den ihre Phantasie geschaffen hat.

Um sich zu festigen, muss die Liebe verstümmeln, verformen, begrenzen, den Ameisenköniginnen gleich, die sich vor der Gründung einer Ansiedlung die Flügel abbeißen. Sie muss ihren eigenen Umgang mit der Nekrophilie entwickeln – mit dem Bestreben, das Flüchtige in Materie zu verwandeln, um Fundamente zu legen und Baumaterial zu gewinnen. Jeder Partner muss sich narkotisieren, um dem Formwillen des anderen keinen Widerstand entgegenzusetzen.

Nekrophilie kann zur Zuflucht von traumatisierten und hoch sensiblen Persönlichkeiten werden, welche die intensive Nähe eines lebenden, fremden Körpers ängstigt. In diesem Punkt ist die Nekrophilie mit *der Liebe zu einer Puppe* verwandt.[21]

In »Gockel, Hinkel und Gackeleia« bringt Clemens Brentano die Verwandtschaft von Puppe, Tod und Kunst auf einen Vers: *Keine Puppe, es ist nur – eine schöne Kunstfigur.* E. T. A. Hofmann hat mit der Puppe Olimpia ein ähnliches Szenario entworfen. In seiner Novelle »Der Sandmann«, dem ersten Werk aus dem Zyklus der »Nachtstücke«, begegnet der Student Nathanael den Ängsten seiner Kindheit. Die Figur des Sandmanns Coppelius aus einem Albtraum, der ihn seit dem gewaltsamen Tod seines Vaters begleitet, taucht in der Gestalt des Linsenschleifers Coppola wieder auf. Nathanaels Leiden durch die angstbesetzte Liebe zu der Kunstfigur Olimpia endet mit dem tödlichen Sprung von einem Turm.

---

21 Janosch hat in dem Bändchen »Ich liebe eine Tigerente« diesen romantischen Plot auf seine Weise abgehandelt. In einem Nachwort zur Reclam-Ausgabe habe ich einige Gedanken beigetragen, die ich hier weiterentwickle. Vgl. Janosch (Horst Eckert), Ich liebe eine Tigerente. Mit einem Nachwort von Wolfgang Schmidbauer, Stuttgart 2022.

Die Puppenliebe hat sich in der *Science Fiction* zu Geschichten weiterentwickelt, in denen sich Mensch und Maschine paaren. Seit es Filme gibt, spielen sie mit dem sehnsüchtigen Erschrecken, dass die bezaubernde Geliebte oder der liebevolle Mann in Wahrheit Roboter sind, Cyborgs, Automaten, täuschend nachgeahmt, makellos und hingebungsvoll.

Das Angebot an Sexpuppen reicht vom aufblasbaren Plastik bis zur aufwändigen, lebensnahen Gestaltung mit Sprachchip und künstlicher Intelligenz. In Michael Crichtons »West World« von 1973 können Männer für tausend Dollar am Tag Urlaub in künstlichen Welten machen, nach Herzenslust Cyborgs morden und Sex mit Robotern haben.

Seither bemerken in den Welten der Science Fiction Männer und Frauen immer wieder verstört, dass sie eine Maschine umarmt haben. Aber sind sie wirklich enttäuscht? Erfüllt die Puppe nicht Wünsche, vollständig bestimmen zu können, was in der Liebe geschieht? Wecken die unberechenbaren Forderungen und Drohungen der individualisierten Liebe nicht die Sehnsucht nach einer Partnerschaft, in der die Zuverlässigkeit, die wir an Geräten bewundern, optimale Erfüllung verheißt?[22]

Die Befriedigung durch Pornographie gehört hierher. Die immense Auswahl an erregenden Bildern bietet auch ausgefallenen Wünschen Echo und Spiegelbild. In Psychoanalysen gewinnt man den Eindruck, dass vor allem Männer nach den dort gefundenen Möglichkeiten greifen, sich sexuelle Erregung zu verschaffen, ohne auf Forderungen zu stoßen.

Die Frauen der Pornowelt bewundern den Phallus und geben sich ihm hemmungslos hin. Sie stellen ihn niemals in Frage, anders als Mütter, die mit der Männlichkeit ihrer Söhne nicht umgehen konnten, anders als Partnerinnen, die sich Empathie und Sicherheit wünschen, ehe sie sich sexuell öffnen. In der analytischen Praxis lässt sich beobachten, wie diese Form narzisstischer Befriedigung gerade in ihren animalischen Bedürfnissen verunsicherte Männer anzieht. Sie

22 Reflektierter hat Maria Schrader das Thema aus weiblicher Sicht in dem Film »Ich bin dein Mensch« (2021) aufgegriffen.

wird als angenehme Alternative zu den Anstrengungen erlebt, die mit partnerbezogener Erotik verknüpft sind.

In der Vorgeschichte findet sich bei pornosüchtigen Männern eine traumatische Muttererfahrung, oft verbunden mit einer Entwertung des Vaters. Ihr Verhalten wird verständlich, wenn wir uns den seelischen Zustand eines Kindes vorstellen, das der Enttäuschung seiner Mutter über eine unbefriedigende Ehe ausgesetzt ist. Die Mütter können die animalischen Impulse ihrer Kinder nicht spiegeln und diesen vermitteln, dass Lust dem Leben Farbe und Orientierung schenkt. Ihre Kinder sind in ihrem erotischen Begehren auf ein Gegenüber angewiesen, das sozusagen überoptimal reagiert und mit unaufhörlichen Lustäußerungen die verinnerlichten Hemmungen kompensiert.

Beispiel: Der 50-jährige Akademiker, ein gut aussehender, sportlicher Mann, hat seit zehn Jahren keine sexuelle Beziehung. Seine letzte Freundin trennte sich von ihm, weil sie Kinder wollte, wozu er sich nicht entscheiden konnte. *Es wird immer mühsamer, jüngere Frauen zu finden, die mich antörnen. Ich habe das aufgegeben. Ich sammle schöne Pornos und mache es mir selber, das funktioniert großartig.*

Der Patient wuchs als Einzelkind auf, die Mutter war sehr unzufrieden mit dem Vater, warf ihm Mangel an Männlichkeit und zu enge Bindung an seine Eltern vor. Der Patient hatte sich immer sehr bemüht, seine Mutter aufzuheitern und zu trösten. Anlass für die Behandlung war nicht die sexuelle Thematik, er kam wegen Panikattacken in einer beruflichen Krise. Die Angstzustände besserten sich, nachdem die Störungen in der Aggressionsverarbeitung und die Mutterbeziehung bearbeitet worden waren. Es gelang aber nicht, die analytische Arbeit auf die narzisstischen Widerstände des Patienten gegen eine Beziehung mit gleichaltrigen Frauen hin zu erweitern. Die Behandlung wurde von ihm nach dem Verschwinden der Panikattacken nicht fortgeführt.

KAPITEL 4

# Die erste und die zweite Liebe

Die erste Liebe ist eine Schicksalsmacht, in der sich die Kindheit vollendet, die Ablösung von den Eltern vollzieht und jene Brücke entsteht, die unsere Bewältigung der äußeren Wirklichkeit mit Beziehungen zu anderen verbindet. Nach den tastenden und selbstbezogenen Vorläufern der Liebe zu Eltern und Geschwistern greift die erotische Liebe mit großer Kraft sowohl nach außen wie nach innen. Jetzt wird es ernst!

Es gibt Paare, in denen sich die erste Liebe festigt. Sie prägt die Lebenspläne der Partner, behauptet sich gegenüber Einwänden von Verwandten oder Freunden und führt zur Gründung einer Familie. Bei anderen Paaren passen die von dieser Liebe geweckten Phantasien über das künftige Leben nicht zusammen. Und wie der Gewinn der ersten Liebe zum Aufbau einer seelischen Welt führen kann, die zwei Menschen in ihr erwachsenes Leben trägt, beeinflusst auch ihr Zusammenbruch die Persönlichkeitsentwicklung nachhaltig. Das Selbstgefühl kann derart erschüttert und fragmentiert werden, dass auch künftige Beziehungen von Anfang an Stückwerk bleiben müssen.

Der 40-jährige Benjamin[23] lebt noch im Haus seiner Eltern. Er hat sich dort eine Einliegerwohnung ausgebaut und verdient als Bergführer und Schilehrer ein Existenzminimum. Daneben studiert er Kulturanthropologie mit den Nebenfächern Kunstgeschichte und Volkskunde. Er arbeitet an einer Dissertation und steckt seit vielen Jahren in einer nicht enden wollenden Material-

23 Die Namen sind fiktiv. Die Fallgeschichten geben Beobachtungen aus der psychoanalytischen Arbeit wieder, sind aber konstruiert, sodass sie nicht reale Menschen schildern, sondern typische Entwicklungen verdeutlichen.

sammlung für dieses Projekt. Der erste Doktorvater ist inzwischen verstorben; Benjamin hat noch nicht genug Klarheit über sein Projekt, um sich einen neuen zu suchen. Er fahndet auf Flohmärkten nach Büchern, besucht sporadisch Vorlesungen, hat viele Jahre der Rekonstruktion des Stammbaums der eigenen Familie gewidmet und Geburtsurkunden bis in das 16. Jahrhundert in Fotokopien gesammelt.

Benjamin ist der jüngste von drei Brüdern, die alle wie er die Prüfungen als Schilehrer und Bergführer meisterten. Seine Brüder studierten technische Fächer, sind beruflich erfolgreich und haben Familien gegründet. Das Verhältnis zu ihnen ist inzwischen angespannt, weil sie der Mutter Vorwürfe machen, den Jüngsten zu verwöhnen.

Auch Benjamin hat anfangs Maschinenbau studiert. Er ist von seinem Heimatort am Fuß der Alpen in die Großstadt gependelt, hat unter der Woche dort bei seiner Freundin Maria gewohnt, aber sein Zimmer im Elternhaus behalten. Benjamin kennt Maria seit der Grundschulzeit. Er plante, möglichst bald sein Studium abzuschließen, einen Job zu finden, Maria zu heiraten und mit seiner Familie in der Nähe der Berge und der Eltern zu wohnen. Maria wollte in der Großstadt bleiben und dort arbeiten. Die Heimatgemeinde war ihr zu eng.

»Wir haben doch alles«, sagte Benjamin. »Ein Kino, die Disko, es ist immer irgendein Fest vom Schützenverein oder der Feuerwehr, es kann einem fast zu viel werden.« »Aber ich will etwas Neues«, sagte Maria. »Ich will verreisen, ich will Amerika sehen, New York, Kalifornien, ich würde gerne mit work and travel nach Australien fliegen, ich verstehe nicht, dass du da so gar keine Lust dazu hast. Du freust dich doch auch, wenn es mal auf einen Berg geht, den du nicht kennst.«

»Aber in den Alpen, wo es richtiges Essen gibt und man die Leute versteht.«

»Ich weiß nicht, was an dem Essen falsch sein soll, das man in Amerika oder Australien bekommt.«

»Einmal war ich mit meinem Bruder und seiner Frau in Italien, die hatten ein Haus gemietet und Platz für mich, haben mich im

Auto mitgenommen. Ich habe es anfangs kaum ausgehalten, nach drei Tagen wurde es besser, weil mir meine Schwägerin zugeredet hat und das Wetter besser wurde, sodass ich hinauskonnte, schwimmen und wandern. Fast wäre ich mit dem Zug zurückgefahren. Ich habe das Essen nicht vertragen, es hat mir nicht geschmeckt, ich habe mich gelangweilt.«

»Aber wenn dich deine Schwägerin herumgekriegt hat, dann werde ich dich doch auch herumkriegen, dass du dem Reisen etwas abgewinnst!«

»Ich weiß nicht. Du hast schon recht, man kann sich gewöhnen. Ich hätte mir nicht vorstellen können, länger als ein paar Stunden in der Großstadt zu sein, und jetzt bleibe ich die ganze Woche da, ohne dass es mir viel ausmacht.«

»Ich fahre genauso gern Schi wie du – na ja, vielleicht nicht ganz. Aber es gibt eben noch viele schöne Dinge in der Welt, und ich will sie kennenlernen, ehe ich mich irgendwo niederlasse.«

Als Maria ihr Studienjahr in Edinburgh begann, lud sie Benjamin mehrmals ein, sie zu besuchen. Sie schickte ihm Postkarten – das Kastell, die Universität. Dann wurden die Postkarten selten. Sie antwortete spärlicher auf Benjamins Briefe. Als sie an Weihnachten nicht kam und nicht auf seine Einladung zu einem gemeinsamen Urlaub auf einer Berghütte reagierte, tröstete sich Benjamin mit einer der Teilnehmerinnen an seinem Schikurs. Unverbindlicher Sex, er habe eine feste Freundin, die aber im Ausland studiere …

Er schrieb es Maria, um sie zur Vernunft zu bringen. Wenn ihr etwas an der Beziehung lag, würde sie zurückkommen. »Es schmerzt mich, aber es hilft mir auch«, schrieb Maria zurück. »Es ist gut so, geben wir uns unsere Freiheit zurück. Ich weiß nicht, ob ich nach Deutschland zurückkomme, aber ich bin mir sicher, dass unsere Vorstellungen über die Zukunft unserer Liebe nicht zusammenpassen. Sie hat also keine Zukunft. Geben wir sie auf.«

Wenn Benjamin zwanzig Jahre später über seine Reaktion auf dieses Ende seiner ersten Liebe berichtet, wird kein Gefühl spürbar. Er ist überzeugt, gut begründete Entscheidungen getroffen zu haben. Das

Ingenieur-Studium hatte den Sinn verloren. Es sollte ihm ein gutes Gehalt für die Familiengründung verschaffen. Warum aber das so viel schönere, freie Leben als Schilehrer und Bergführer aufgeben, wenn aus der Familie nichts wird? Er habe beschlossen, nur noch zu studieren, was ihn wirklich interessiere. Eine feste Beziehung sei für ihn nicht mehr in Frage gekommen.

> »Als ich noch jünger war, hatte ich manchmal zwei, drei Freundinnen gleichzeitig. Ich habe allen gesagt, dass ich keine Kinder will, weil ich ja studiere. Fast alle habe ich in der Disko kennengelernt, in die ich die meisten Abende gehe. Ich tanze gerne, aber ich trinke nie mehr als ein Bier, so habe ich den anderen etwas voraus, die nicht mehr nüchtern sind. Nach einigen Wochen haben die Freundinnen dann gemerkt, dass ich nichts Festes will. Sie haben Schluss gemacht, oder ich habe vorgeschlagen, die Beziehung zu beenden, weil es Streit gab. Seit mir bei einem Schiunfall das Kreuzband gerissen ist, tanze ich nicht mehr. Die letzten Jahre trinke ich nur noch mein Bier und schaue den Tanzenden zu. Vielleicht bin ich den Zwanzigjährigen jetzt auch zu alt. In den letzten Jahren habe ich kaum mehr Bekanntschaften gemacht. Frauen in meinem Alter interessieren mich überhaupt nicht, ich kann mir nicht vorstellen, mit einer was zu haben, die über dreißig ist.«

Benjamin will keine Bindung. Sorgen macht ihm die Hinfälligkeit seines Vaters, aber die Mutter ist gesund, er will sich nicht vorstellen, wie er ohne sie leben wird, obwohl er oft viele Tage lang kaum mit ihr spricht. Sie kocht für ihn, besorgt seine Wäsche, sagt ihm, wenn am Haus etwas repariert werden muss, was er meist mit eigenen Händen leisten kann.

Benjamin empfindet nicht, dass er sich aus Angst vor einer neuen Enttäuschung so abgekapselt hat. Angst kennt er eigentlich nicht. Es gehört zu seinem Beruf, Gefahren einzuschätzen, unnötige Risiken zu meiden, vor einer Hochtour die Lawinenwarnungen zu kalkulieren und für sich, aber auch für andere vorausschauend zu entscheiden. Er erlebte seine Irritation während des Italienaufenthaltes oder sein Unbehagen, als Maria vorschlug, sie in Edinburgh zu besuchen, nicht als Angst. Er mag eben das ausländische Essen nicht, Flugreisen sind Geldverschwendung und verschmutzen die Atmosphäre.

Nach dem Verlust der ersten Liebe orientiert sich Benjamin neu; der Plan einer Familiengründung wird völlig aufgegeben, als sei die erste Freundin auch die einzige Frau, mit der diese denkbar gewesen sei. Einige Jahre lang hat Benjamin sehr viel mehr Sex als jemals mit Maria. In dem neuen erotischen Ritual ist es Benjamin, der die Partnerinnen verlässt, der sich nicht binden will. Er würde nicht sagen, dass er ihnen antut, was ihm angetan wurde. Er ist nicht mehr bereit, seine Freiheit zu opfern.

Mit seinen Brüdern geht er noch gelegentlich auf Touren; der Älteste ist im Vorstand der örtlichen Sektion des Alpenvereins. Benjamin hat sich etwas zurückgezogen, seit dieser Bruder auf rüde Art darüber sprach, dass er mit seinem Studium nie fertig würde und sich endlich einen ordentlichen Job suchen müsste, um den Eltern nicht auf der Tasche zu liegen. Die Einliegerwohnung würde eine gute Miete bringen, die könnten die Eltern gebrauchen, aber nein, der jüngste Bruder habe sich im Hotel Mama festgekrallt.

Benjamin zieht sich in solchen Situationen schweigend zurück. Er sagt dem Bruder nicht, dass ihn seine Worte kränken. Er meditiert, bis er wieder in seiner Mitte ist und der Groll über den Bruder von ihm abfällt. Er weiß, dass die Mutter zu ihm halten wird. Sie wird sagen: »Er braucht so lange, wie er braucht, ich dränge ihn nicht, ich bin dankbar, dass ihr alle gesund seid und einer von euch noch im Haus ist, wenn einmal etwas mit dem Vater sein sollte.«

Benjamin hat Kumpels, mit denen er Touren geht, aber keine Freunde, mit denen er über persönliche Gefühle spricht. Er ist hilfsbereit, wenn ihn jemand bittet, aber seine sozialen Aktivitäten beschränken sich inzwischen weitgehend darauf, in der Disko mit den anderen Gästen zu reden. Zum Kummer seiner Mutter geht er sonntags nicht mehr in die Kirche. Er hat ihr verschwiegen, dass er ausgetreten ist. Anfangs hat er versucht, mit ihr über die Unmöglichkeit von Gottesbeweisen zu diskutieren, es dann aber aufgegeben, weil die Mutter seine Reden sündhaft fand. Er versteht sich als Buddhist, hat aber nie daran gedacht, sich einer religiösen Gemeinschaft anzuschließen.

Benjamin begann die Analyse nach einem Selbstmordversuch. Er hatte sich in einer orthopädischen Klinik aus dem Fenster gestürzt, nachdem er die Auskunft erhalten hatte, er brauche ein künstliches Kniegelenk und werde wahrscheinlich nie wieder im Tiefschnee fahren können. Er überlebte den Sturz mit einem Beckenbruch und anderen Frakturen. Er wurde nach der operativen Behandlung in eine psychiatrische Klinik verlegt und mit der Auflage entlassen, sich einer Psychotherapie zu unterziehen.

Er hinkte herein und stellte seinen Stock zu den Regenschirmen, ein gut aussehender Mann mit gebräuntem Gesicht.

»Ich hätte nie gedacht, dass ich psychische Probleme habe. Ich verstehe auch nicht, warum ich das getan habe. Es war eine Kurzschlussreaktion. Wenn ich nicht mehr Schi fahren kann, dann hat mein Leben keinen Sinn mehr! So denke ich eigentlich nicht. Ich war außer mir, weil ich gedacht hatte, nach der Operation ist alles gut und ich kann wieder Schi fahren. Der Chirurg hat gesagt, er kann es nicht verantworten, mich zu operieren, wenn ich nicht vernünftig bin; mein Knie sei schließlich deshalb so kaputt, weil ich die Schmerzen ignoriert hätte. Ich habe nichts gesagt, dann plötzlich rot gesehen und bin aus dem Fenster gesprungen – und schon während ich fiel, hab ich gedacht, wie blöd das ist und warum ich nicht meditiert habe, wie ich das sonst immer tue.«

Kurz nachdem Benjamin geboren wurde, erkrankte der Vater an einer Tuberkulose und wurde arbeitsunfähig. Die Mutter musste viel früher als geplant in ihren Beruf als Verkäuferin zurückkehren. Neben der Pflege des erkrankten Partners und der Sorge für die drei Söhne konnte sie sich wenig um den Jüngsten kümmern. Benjamin wollte nicht in den Kindergarten. Er wollte zu Hause bleiben, in der vertrauten Umgebung. Die anderen Kinder waren ihm zu laut, sie nahmen ihm das Spielzeug weg, er konnte sich nicht durchsetzen. Die Mutter schloss einen Pakt mit ihm: Er dürfe zu Hause bleiben, wenn er nicht von ihr verlange, sich um ihn zu kümmern.

Benjamin erfüllte diesen Pakt. Mit dem Vater, der bäuerlicher Herkunft war und bisher als Gemeindearbeiter tätig, spielte er »Bauer und Knecht«, kam jeden Morgen und fragte, was es zu arbeiten gäbe, worauf er Aufträge erhielt. So kratzte er tagelang Moos aus den Pflasterfugen der Terrasse, kürzte mit einer Schere die Rasenkanten oder grub den Sandkasten um. »Man musste mir nur ein Werkzeug geben«, erinnerte er sich, »dann war ich stundenlang beschäftigt.«

Bald ging er mit den Brüdern bergsteigen, verbiss sich müde Beine und Atemnot, war stolz, dass er mithalten konnte.

Es gelang Benjamin nicht, gleichaltrige Kinder als Bereicherung zu erleben, als Spielkameraden, als Partner, mit denen er Bündnisse schließen und Regeln finden konnte, wie (beispielsweise in den Ballspielen) eine Gemeinschaft funktioniert.

In der Analyse fand Benjamin verschüttete Erinnerungen, dass er keineswegs immer kontrolliert und »brav« gewesen war. Er neigte zu Wutausbrüchen, in denen er sich nicht mehr steuern konnte. Er ging dann mit allem, was er greifen konnte, auch mit einem Hammer oder Spaten, auf den Bruder los, der ihn beleidigt hatte. »Den letzten Ausbruch hatte ich, als ich vielleicht elf Jahre alt war. Ich weiß nicht einmal mehr, was mein großer Bruder gesagt hat, aber es war sehr gemein. Wir saßen beim Abendessen und ich habe ihm die Gabel, die ich gerade in der Hand hielt, ins Gesicht geschmissen. Er hat sich geduckt, und ich habe ihn nur am Kopf getroffen. Aber das hätte ins Auge gehen können. Ich sah, wie das Blut über seine Stirn lief. Er schaute mich entgeistert an. Ich bin aufgesprungen und hinausgelaufen. Ich dachte, ich komme nie wieder ins Haus. Aber es war Winter, es war kalt. Meine Mutter hat gesagt, wenn du so weitermachst, dann wirst du ein Verbrecher. Danach war der Jähzorn weg.«

»Nicht ganz«, sagte der Analytiker. »Als der Orthopäde die Nachricht brachte, haben Sie ihm nichts getan. Aber Sie sind auf sich selber losgegangen, und das nicht zu knapp!«

»Auf mich selber«, sagte Benjamin, »das ist doch der entscheidende Unterschied!«

»Das sehe ich nicht so«, sagte der Analytiker. »Der entscheidende

Unterschied wäre es eher, wenn Sie über Ihre Wut sprechen könnten.«

»Sie sind auch nie zufrieden!«

Die Rekonstruktion der Beziehung zu Maria war eine Aufgabe, deren Sinn Benjamin zunächst nicht wahrhaben wollte. Er hatte seine Folgerungen gezogen, er wusste eigentlich überhaupt nicht mehr, ob er damals irgendetwas empfunden hatte und was es gewesen war.

Inzwischen hatte sich das therapeutische Bündnis gefestigt, Benjamin und sein Analytiker hatten eine gemeinsame Sprache und einen gemeinsamen Humor gefunden. So gelang es, Bruchstücke der Erinnerungen an Maria, an die damalige Lebensperspektive, an die Sehnsucht nach einer eigenen Familie aufzufinden, sie über kürzere oder längere Zeit zu betrachten, ehe Benjamin mit einem Ruck zu entdecken schien, dass er in einem Spiel mitspielte, das er nicht spielen wollte. Dann tadelte er den Analytiker als Schwächling, der ihm seine Eroberungen neide, vermutlich selber mit irgendeiner alten Frau zusammenlebe und zu feige sei, sich seine Lust auf Frischfleisch einzugestehen.

Wenn die erste Liebe exemplarisch gescheitert ist und die nächsten dreißig Jahre unter dem Diktat einer zunehmend dysfunktionalen Gefahrenabwehr standen, muss sich die Behandlung der Wut und den Ängsten stellen, die durch das eingeschränkte Leben vermieden werden konnten. Benjamin hatte als Kind nicht erlebt, dass seine Mutter oder sein Vater bei ihm blieben, wenn er Ängste und Aggressionen durchlebte.

Die kindliche Psyche kann starke Reize nur in dem Schutz einer empathischen, haltgebenden Beziehung verarbeiten. In archaischen Lebensbedingungen, die Homo sapiens erst sehr spät verändert hat, war diese einfühlend zugewandte Person zugleich Garantin des physischen Überlebens. Es war eine Welt, die wir heute sehr grausam finden. Sie sorgte dafür, dass nur ganz ausnahmsweise Kinder überlebten, für deren elementare Gefühle sich niemand interessierte.

Heute begegnen wir solchen Kindern oft, vor allem, wenn wir den Beruf eines Psychotherapeuten gewählt haben. Und unsere Beobachtungen sprechen dafür, dass diese Kinder ganz besondere Schwierigkeiten haben, den Untergang der ersten Liebe zu verarbeiten.

Den Stamm der Asra gibt es nicht in den Wüsten Jemens, sondern im modernen Europa, wo die Zivilisation darüber wacht, dass Kinder körperlich überleben, deren seelische Verarbeitungsmöglichkeiten auf dramatische Weise eingeschränkt sind.

In dem Maß, in dem Benjamin körperlich kräftiger wurde und seinen Altersgenossen im Sport überlegen war, veränderte sich seine soziale Einschränkung. Aber die Analyse zeigt, dass seine Integration in der Schule weitgehend darauf beruhte, dass andere Kinder seine körperliche Überlegenheit fürchteten und ihn wegen seiner sportlichen Fähigkeiten bewunderten. Freunde fand er nicht.

Er unternahm viel mit seinen Brüdern. Als Bergführer und Schilehrer war er zwar unter Menschen, aber er nahm eine überlegene Rolle ein. Er beruhigte die Angst seiner Schützlinge und blieb so angstfrei.

Nicht nur die Alltagspsychologie, auch der professionelle Therapeut wird versucht sein, von einer »pathologischen Mutterbindung« oder einer »Fixierung an die Mutter« zu sprechen, wenn ein bald 50-jähriger Mann als Student im Elternhaus lebt, die Mutter für ihn kocht und ihm die Wäsche besorgt. Aber wenn wir zwei Steine in eine Schüssel werfen und beobachten, wie sie bald danach auf dem Grund eng beieinander liegen, wäre es ungenau, von ihrer Bindung zu sprechen.

Benjamins Beziehung zu seiner Mutter ist nicht durch emotionale Nähe und Anziehung bestimmt. Die Mutter ist vertraut, verlässlich, kontrollierbar; sie wird nicht mehr geliebt als andere Menschen, aber sie löst weniger Ängste aus und ist in dieser Qualität unentbehrlich. Sie will nur Berechenbares von ihm. So hat Benjamin neben ihr ein Gefühl der Freiheit, das seine Sexualpartnerinnen gefährden, wenn sie mit ihm über »Beziehung« sprechen wollen.

Benjamin entdeckte den Zusammenhang zwischen dem frühen Unbehagen, in den Kindergarten zu gehen, und seiner einsiedlerischen Lebensweise als Erwachsener erst während der Analyse. Dass ein unterdrückter Angstaffekt zu Grunde lag, blieb für ihn schwer vorstellbar.

Er kannte Angst, wenn beim Klettern ein Griff ausbrach oder er auf einer schwarzen Piste nicht sicher war, ob sein Knie das aushalten würde. Aber Freundschaften? Beziehungen? Die waren ihm doch einfach nicht wichtig, nicht interessant genug, das hatte mit Angst nichts zu tun. Wenn er lieber alleine nach Hause ging, als sich auf den Flirt mit einer Frau einzulassen, die ihm zu alt, zu wenig attraktiv war, war das keine Angstreaktion. Sollte er sich denn *zwingen*, sie anziehend zu finden?

Als sie ihn kennenlernte, lebte Maria noch bei ihren Eltern. So erschien es ihr normal, dass es Benjamin ebenso hielt. Er war Maria so nahegekommen, dass ihr Einfluss seine Ängste neutralisierte. So lebte Benjamin einige Jahre lang das erste und letzte Mal in seinem Leben längere Zeit von seinem Elternhaus entfernt. Seine Mutter reagierte darauf gleichmütig; wenn Benjamin da war, sorgte sie für ihn, wenn er nicht da war, gab es eben nichts von seinen Sachen zu waschen und einen Esser weniger.

Die drei Söhne waren die ersten Akademiker in einer bildungsfernen, frommen Familie; die Eltern hatten schon früh begonnen, Entscheidungen über die berufliche Zukunft oder über Freizeitaktivitäten den Kindern zu überlassen. Das kindliche Spiel »Bauer und Knecht« hatte sich in sein Gegenteil verwandelt. Vater und Mutter bedienten, so gut sie konnten, die Bedürfnisse ihrer Söhne.

Diese waren dankbar und loyal, aber es war auch klar, wie beschränkt die Mittel der Eltern waren. Alle Söhne suchten deshalb nach Möglichkeiten, nebenbei Geld zu verdienen. Sie mussten nie etwas abgeben, sie wurden angesehen wie höhere Wesen.

Daher machte der Streit zwischen Benjamin und dem Ältesten die Eltern hilflos. Die Mutter sprach beschwichtigend, bis der Älteste aufgab und Benjamin tat, als sei nie Streit gewesen. Den Wunsch der Mutter, in die Kirche zu gehen und sich in gemeinsamem Rosenkranzbeten zu versöhnen, schlugen die Söhne ihr ab, sie nahm das als ein Zeichen, dass sie sich wenigstens in diesem Punkt einig seien, und atmete auf.

Die beiden älteren Brüder waren bald nach dem Studienabschluss in andere Bundesländer gezogen, hatten geheiratet und kamen nur selten zu Besuch. Die Mutter war schockiert gewesen, dass eine der Schwiegertöchter zwar katholisch, aber geschieden war und zwei

Kinder mit in die Ehe brachte, die zweite Schwiegertochter war evangelisch. Sie betete viel um Gnade für diese Beziehungen, auf denen kein Segen liegen konnte.

Die Brüder hatten mehr Erfahrungen von Empathie sammeln können als Benjamin: Als sie heranwuchsen, war der Vater noch gesund, die Mutter arbeitete nur stundenweise, die für Benjamins Kindheit charakteristische bedrückende Atmosphäre hatte sich noch nicht entfaltet.

Die Brüder waren in einem Abstand von zwei Jahren geboren; Benjamin kam sechs Jahre später. Sie schlossen ihn aus ihren Spielen aus, sie lebten schon in einer anderen Welt als er; nur im Sport gab es, spät und begrenzt, Nähe zwischen den Geschwistern.

Die Brüder trugen ihre Differenzen mit der Mutter offen aus. Sie stritten sich mit ihr, während Benjamin den engherzigen Kirchenglauben der Mutter nie in Frage stellte. Während sie auf ihn einredete, in den Sonntagsgottesdienst zu gehen, blieb er stumm. Sie erfuhr nichts von seinem Kummer um den Verlust von Maria, seinen sexuellen Abenteuern.

Wenn eine seiner Liebschaften über Nacht blieb, führte Benjamin sie in ein Café, um mit ihr zu frühstücken. Die Mutter hatte keinen Schlüssel zu seiner Wohnung im Dachgeschoss des Elternhauses. Er hatte während der Ausbauarbeiten ein neues Schloss eingebaut und erklärt, er werde künftig selbst putzen und könne es nicht brauchen, dass jemand Unordnung auf seinem Schreibtisch mache.

Die erste Liebe kann gar nicht anders, als die symbiotischen Themen der frühen Kindheit zu beleben und weiterzuentwickeln. Sie greift tief in das Leben ein, nicht selten tiefer als therapeutische Bemühungen. Die Visionäre der Psychoanalyse haben das geahnt. Als ihn sein Freund Sandor Ferenczi aufforderte, doch eine regelrechte Lehranalyse zu machen, hat sich Georg Groddeck gewehrt. Er schreibt in einem Brief:

> Nach meiner Ansicht ist der Hauptanalysator das Leben selbst, und was wir Ärzte dabei tun ist meist eine armselige Selbstübertragung. Wir sind willenlose Instrumente, deren sich das Leben, zu irgendwelchen nie zu enträtselnden Zwecken, bedient. …

> Nun sehe ich aber nicht ein, warum mich das Leben nicht ebenso gut als Instrument zu meiner Analyse wie zu der eines anderen gebrauchen sollte … Mir kommt es so vor, als ob die Wissenschaft in dem Moment aufhört, in dem sie in eine Regel verwandelt, ein Gesetz wird. Der Prozeß des Gesetzemachens ist nach meiner Meinung in unserem Spezialfach schon so weit fortgeschritten, daß wesentliche Dinge nicht mehr von den überzeugten Analytikern entdeckt werden können, sondern nur von den Zweiflern, zu denen ich Freud, Dich und mich rechne. Freud ist durch seinen unseligen Glauben an die absolute Notwendigkeit des Taufens, der Namengebung gehemmt, macht es aber wett durch sein Genie. Du hast davon auch genug, aber bist auf die Anerkennung eingestellt und bemerkst nicht, daß der große Hut des Erwachsenen, der dessen verdummtes Haupt umgibt, damit nur ja nichts hineinkommt oder herausgeht, für uns Kinder ein Spiel ist.[24]

Da es ähnlich ausdrucksstarke Begriffe wie »Ödipus-Komplex« über das Geschehen in der Adoleszenz und die erste genitale Liebe nicht gibt, kann der Therapeut in Versuchung geraten, das Geschehen während der ersten Liebe zu vereinfachen, es auf eine Neuauflage des Ödipus-Komplexes zu reduzieren. Diese Auffassung wird jedoch der Bedeutung des Phänomens nicht gerecht. Sie leugnet die Tatsache, dass die erste Liebe nicht nur die während der Bewältigung des Ödipus-Komplexes notwendig gewordenen Verdrängungen auf die Probe stellt und manchmal überlastet, sondern auch Möglichkeiten bietet, Einschränkungen aus dieser Zeit zu überwinden.

Die erste Liebe bedeutet auch die erste, nicht selten lebensprägende Begegnung mit einer neuen Möglichkeit, Abwehrformen wieder aufzulösen, zwanghafte Einengungen des Erlebens aufzubrechen. Dem Paar gelingt, was Einzelnen nicht möglich wäre. Diese Kraft hängt nicht allein von der ödipalen Dynamik und der Position des Kindes zwischen den Eltern ab. Sie wurzelt in der symbiotischen Dynamik

---

24 Groddeck, G., Der Mensch und sein Es, Wiesbaden 1971a, S. 116. Es ist der einzige Brief an Ferenczi, von dem Groddeck eine Kopie anfertigte, der Rest der Korrespondenz ist verloren.

und der Verarbeitung von Angst und Wut, die in der Entwicklungsphase *vor* dem Ödipus-Komplex nicht differenziert werden konnten.

In einem zweiten Angang belebt sich die Neugier des Kindes und stärkt sich gemeinsam mit einem zweiten Ich, das mehr ermöglicht als erzieht. So wächst die Fähigkeit, sich neue Räume zu erschließen, ohne die Geborgenheit in den bereits erschlossenen zu verlieren. Benjamin bietet ein Beispiel für das Scheitern dieser Differenzierung nach dem Anfangsgelingen. Mit dem Verlust der ersten Liebe verliert er auch die Neugier, die sich bereits in der Kindheit nicht festigen konnte, weil einfühlend auf ihn bezogene Personen fehlten. Das zeigen seine Reaktionen auf den Eintritt in den Kindergarten und auf den Urlaub im Ausland, in dem er seine Ängste kaum verdrängen kann und nach Entwertungen greift – das Essen schmeckt nicht, die Menschen sind so laut, er langweilt sich.

## Latenz als Dauerzustand

Die Latenzphase[25] schildert Freud als Periode nach der Frühblüte der kindlichen Sexualität. In dieser Zeit bleibt die Sexualität durch ein Gleichgewicht zwischen sexuellen Kräften (die nach wie vor bestehen) und hemmenden Einflüssen in einem Gleichgewicht. Triebwünsche werden neutralisiert, bis dieser Zustand durch den Entwicklungsschub der Pubertät beendet wird.

Benjamins Reaktion auf den Zusammenbruch seiner Liebe zu Maria lässt sich als Regression verstehen. Eine Bindung wird zurückgenommen, die Lebensperspektive verengt. Phantasien über eine gemeinsame Entwicklung und Generativität werden abgewehrt. Gegenüber solchen Wünschen seiner Partnerinnen bezieht Benjamin eine latent sadistische, einfühlungslose Position.

Der suizidale Impuls angesichts des Einbruchs in seine körperliche Integrität zeigt, wie verletzlich diese Abwehrstruktur ist. Das Kind besetzt seinen Körper mit Funktionslust; in der Latenzperiode

25 Sigmund Freud, Drei Abhandlungen zur Sexualtheorie (1904/1905), GW Bd. V.

gelingt es leicht und schnell, sich in körperlichen oder geistigen Fähigkeiten zu verbessern.

Dieser Halt an der Funktionslust ist bei Benjamin ausgeprägt. Bis heute erinnert er sich mit großem Stolz, wie es ihm zum ersten Mal glückte, einen der Brüder in einem improvisierten Abfahrtsrennen zu schlagen. Auf diesem Weg gelang es ihm, die Gefühle von Hass und Neid auf seine Geschwister zu neutralisieren. Er gehörte zu den Müllerbuben, alle gute Schifahrer und Bergsteiger, die zusammenhielten und anpackten, wenn es auf der Berghütte zu tun gab, welche ihre Sektion im Alpenverein betrieb.

Als die Brüder nur noch in den Ferien kamen, war Benjamin besser trainiert und fitter. Er übernahm jetzt die Führung bei Schitouren und scherzte darüber, dass er Gipfel aussuchen müsse, die nicht über ihre Kräfte gingen. Nach dem Streit mit dem Ältesten verlor sich diese Gemeinsamkeit. Die Mutter schüttelte den Kopf, wenn sie hörte, dass die Familien ihrer Söhne nach Südtirol reisten, wo es doch das Elternhaus am nördlichen Fuß der Alpen gab, das sie gerne beherbergt hätte.

Als Benjamin Maria viele Jahre später auf der Straße begegnete, erkannte er sie nicht. Eine Fremde sprach ihn an. Sie duzte ihn, lachte über sein Befremden, fragte, ob er auch Familie habe, ob er eine Frau gefunden habe, die so wenig aus dem Ort wegziehen wolle wie er damals, gell, es war doch eine schöne Zeit! Die Berge fehlen mir in Berlin, wo wir jetzt wohnen, mein Mann arbeitet in einem Ministerium, ich in einer Kanzlei. Benjamin stotterte etwas von einem dringenden Termin und floh vor der Fremden.

Das reifende Gehirn sammelt so viele Informationen aus der Außen- und Innenwelt, bis ein kritischer Punkt erreicht ist und der Jugendliche beginnt, sich in einer Weise wahrzunehmen, die er zwingend als »wirkliches« Denken dem kindlichen Funktionieren gegenüberstellt.

Im adoleszenten Erleben in einer individualisierten Kultur wächst eine Sehnsucht, ein Erleben von Leere, die ausgefüllt werden soll, ohne dass dem Bewusstsein zunächst klar ist, wie und womit. In der Erfüllung dieser Sehnsucht festigt sich das erwachsene Selbstgefühl, wobei die Illusion des *Besitzes* eine wichtige Rolle spielt.

Auf die Frage »Wer bin ich?« gibt es Antworten, deren Stärke in einer Bekräftigung, quasi Doppelung des Eigenen liegt. Aber diese neue Stärke für das schwankende Selbstgefühl birgt auch eine Gefahr. Wer sich in des Gegenübers Spiegelbild verwandelt, muss glauben können, dass auch er selbst in diesem Bild enthalten ist. Das kann gelingen. Solange die Liebenden in einer Welt des Aufbruchs leben und eine gemeinsame Zukunft entwerfen, wird sich jeder im Spiegel wiederfinden, aber sich selbst behalten.

Diese Situation ändert sich, sobald Eigenes geopfert werden muss, um das Gemeinsame zu verwirklichen. Ein Phantasieheim kann sich jeder nach seinem Geschmack einrichten, ohne dass es Konflikte gibt. Benjamin und Maria konnten zu Beginn ihres Studiums gut in einem Provisorium leben und lieben. Aber die Wirklichkeit, nach der Benjamin strebte und die in seinem Liebesglauben von Maria geteilt wurde, war ein Heim, in dem er behalten konnte, was ihm bisher Halt gegeben hatte, und den Halt hinzugewinnen würde, den ihm Maria gab. Marias Wirklichkeit hingegen war ein Mann, der sie begleitete und die Frage offenlassen konnte, wo sie sich mit ihm niederlassen würde.

Angesichts der ersten Liebe lassen sich unterschiedliche Ausgänge herausarbeiten:

1. Der Schritt wird nicht riskiert. Die Liebe wird unbewusst als lebensgefährlicher Kontrollverlust erlebt und vermieden. Das geschieht besonders intensiv, wenn in der bisherigen Entwicklung die Ängste des Kindes nur selten durch empathische Zuwendung eines Erwachsenen gemildert und differenziert wurden. Therapeuten haben den Eindruck, dass die Zahl der Menschen zunimmt, die im Alter von dreißig Jahren noch (auch männliche) Jungfrauen sind.
   Weit häufiger als Sexualvermeidung ist Liebesvermeidung, vor allem bei Männern. Die Betroffenen berichten, sie hätten sich noch nie verliebt. Manche suchen noch ohne viel Hoffnung auf Erfolg nach dem oder der »Richtigen«, fänden aber »nur Sex«, der entweder akzeptiert oder aber auch abgelehnt wird, weil die »oberflächliche« (animalische) Beziehung ein schlechtes Omen für die ersehnte Bindung sei.

Wo sexuelle Kontakte gesucht werden, gelingen sie dort am besten, wo keinerlei Liebesillusionen im Weg stehen, z. B. mit gebundenen Partnern oder im Urlaub. Sex ohne Bindung wird digital organisiert. Er hat seine anrüchige Qualität verloren. Seine fragmentierte Form hilft, die Gefahren der Abhängigkeit und der Verlustangst zu kontrollieren.

2. Die erste Liebe bleibt bestehen. Es gelingt den Partnern, die Widersprüche zwischen dem Bedürfnis nach Spiegelung und dem nach Selbständigkeit zu versöhnen. Sie können sich etwas von der Erfüllung ihrer Sehnsucht nach dem »genau gleichen« Gegenüber, das sich umfassend einfühlt und Wünsche »von den Augen abliest«, erhalten, auch wenn sie einen gemeinsamen Haushalt führen, Differenzen ihrer Wertvorstellungen und Bedürfnisse bewältigen müssen.
Die Fähigkeit und der Wunsch zur erotischen Verschmelzung, zur Auflösung der Ich-Grenzen bleiben auf einer psychischen Ebene bestehen. Der Partner bleibt als erotisches Objekt in Phantasien erhalten. Es gelingt den Paaren, erotische Rituale aufzubauen, die den Zauber der ersten Liebe periodisch erneuern. Vielleicht liegt hier ein symbolischer Sinn des seit der Antike bekannten Motivs vom »Jungbrunnen«.

3. Die erste Liebe hat nicht Bestand, aber sie bleibt als überwiegend positive Erfahrung erhalten und bereichert künftige Bindungen. Ein Beispiel dafür wäre die Reaktion von Maria auf Benjamin: Sie freut sich, den Partner ihrer ersten Liebe zu treffen, hat gute Erinnerungen behalten und kann die Erfahrung mit ihm in ihr späteres Leben integrieren. Benjamin hat diese Erinnerungen verdrängt, er erkennt Maria nicht und hat keinen Zugriff auf die Erlebnisse der Vergangenheit.
Diese Verarbeitung der ersten Liebe gleicht der gelingenden Bewältigung des Ödipuskomplexes, in der sich das Kind Elternbilder derart aneignet, dass es ihre psychischen Möglichkeiten als eigene empfindet. Die Strukturbildung wird durch die Rede einer Identifizierung der Tochter mit der Mutter, des Sohns mit dem Vater

mehr konstruiert als erzählt. Im Erleben spielen Mutter- oder Vaterbilder nach der gelungenen Bewältigung eben gerade *keine* Rolle mehr. Diese Bilder sind in einem Ich eingebettet, das sich ohne erlebten Bezug auf die Eltern der Realität zuwendet.

4. Die erste Liebe scheitert und wird im Unbewussten als Katastrophe gespeichert, die sich keinesfalls wiederholen darf. Die Kränkung kann nicht so verarbeitet werden, dass die guten Anteile und die in ihr gewonnene Erweiterung des Selbstgefühls bestehen bleiben. Die erste Liebeserfahrung und die mit ihr verknüpfte Person werden entwertet, verleugnet, verdrängt.
   Das verarmte Ich sucht den Verlust auszugleichen, indem es die Bedeutung der Beziehung bestreitet, die Steigerung des Selbstgefühls allein der eigenen Grandiosität zuschreibt und behauptet, schon immer sei die eigene Autonomie wichtiger gewesen als die Bindung an ein Gegenüber.
   Benjamin stellt nach dem Verlust Marias seine auf sexuelle Eroberungen beschränkte Vermeidungspraxis als das dar, was schon immer das Klügste gewesen wäre, um als Mann seine Freiheit zu behalten. Er bedauere Männer wie seine Brüder (und den Analytiker), die sich dieser Einsicht verweigern.

Die meisten Menschen erleben den Untergang der ersten Liebe gemischt – die Sehnsucht stirbt nicht ganz, aber die Erfahrung macht vorsichtig, der narzisstische Triumph des Gelingens beim ersten Wurf ist jetzt nicht mehr möglich, der Wunsch, es besser zu machen, setzt kontrollierende Kräfte frei, die sich schlecht mit der Sehnsucht nach Hingabe und Leidenschaft verbinden lassen. So beginnt die Suche nach einer zweiten Liebe, die ebenso gut und perfekt werden soll, wie die erste Liebe schlecht und mangelhaft war. Die seelischen Grundlagen dieser Suche tragen die Spuren einer Abwehr der ersten Liebe. Wer die eigenen Anteile am Misslingen der Bindung erkennt, kann aus ihrem Scheitern lernen; wer sie leugnet, verortet alles Böse bei dem früheren Partner.

## Die Einsicht in eigene Grenzen

In der nächsten Liebe, die nach einer »falschen« ersten nun »richtig« werden muss, steigert sich die kritische Wahrnehmung ebenso wie die Sehnsucht, über die Niederlage zu triumphieren. Habe ich zu schnell vertraut? Habe ich mich zu schnell hingegeben, bin meinen und den sexuellen Wünschen des Gegenübers gefolgt, ehe ich genau wusste, mit wem ich es zu tun habe? Habe ich übersehen, dass er oder sie es auf Vorzüge abgesehen hatte, meine Schönheit, mein Geld, er oder sie wollte gar nicht mich, wollte nur einen Teil von mir, etwas Äußerliches, ich wurde missbraucht, das soll nicht wieder vorkommen!

Die erste Liebe spielt sich sozusagen auf ebener Erde ab. Die Liebenden begegnen sich, erzählen sich ihre Geschichten, binden sich. Die zweite Liebe ist nicht mehr naiv, aber sie kann sich nach wie vor auf ebener Erde abspielen, wenn die Liebenden bereit sind, einander die *ganze* Geschichte der ersten Liebe zu erzählen.

In dem Augenblick aber, in dem diese Erzählung von der manischen Abwehr durchtränkt ist, verwandelt sich die Liebesarchitektur. Ein Haus mit zwei Stockwerken ist oft prächtiger als eines zu ebener Erde. Aber wenn das Erdgeschoss nicht betreten werden darf, weil dort der entwertete Teil einer Liebesvergangenheit eingesperrt ist, kann es oben nicht gemütlich werden.

Zur Latenzzeit gehört eine gewisse Abständigkeit, manchmal eine spielerische, ja grausame Aggression gegen das Fremde. Mädchengruppen distanzieren sich von Jungsgruppen und umgekehrt. Das andere Geschlecht ist »doof«, man kann sich nicht auch noch mit diesem Thema beschäftigen, wo es so viele wichtige Dinge zu lernen gibt.

In der ersten Liebe erwächst eine Bindungskraft, welche diese distanzierende Abwehr außer Kraft setzt. Wir entdecken einander als Sexualpartner und üben uns im Verständnis dieser neuen Welt. Die Empathie erweitert sich. Ob die Gefahren der Aggression dauerhaft abgewendet werden können, entscheidet sich in der Verarbeitung der ersten Liebesenttäuschung.

Die mit dem Schritt von der Liebes-Überschätzung in den Alltag unausweichliche Aggression kann umso eher verarbeitet werden, je freier sich die Beteiligten bewegen können.

Der 16-jährige Reno soll psychiatrisch begutachtet werden. Er hatte seine 17-jährige Freundin dadurch unter Druck gesetzt, dass er ein Fenster öffnete, auf das Fensterbrett kletterte und drohte zu springen, wenn sie nicht über Nacht bei ihm bleibe. Sie blieb, erklärte aber am nächsten Tag, als Reno sie bei ihren Eltern besuchte, sie beende die Beziehung. Reno lief in die Küche und schnitt sich mit einem Messer in die Unterarme. Die Eltern seiner Freundin riefen die Polizei, Renos Schnitte wurden in der Notaufnahme versorgt.

Reno ist das erste Kind von Eltern, die lange vergeblich versucht hatten, Nachwuchs zu zeugen. Er kam durch künstliche Befruchtung zur Welt. Seine Mutter, eine Lehrerin, ließ sich beurlauben und widmete sich ganz ihm. Drei Jahre später wurde sie noch einmal schwanger, diesmal auf natürlichem Weg.

Reno schildert distanziert, als spreche er von einem Dritten, seine Mutter habe erzählt, er sei auf die ungeborene Schwester eifersüchtig gewesen und habe sie in den Bauch gebissen, als sie versucht habe, ihm das Baby im Mutterleib nahezubringen. Sie habe ihn geschimpft und er habe eingesehen, dass er die Schwester akzeptieren müsse. Nach der Geburt habe er der Mutter verboten, in sein Zimmer zu kommen. Er habe selbst aufgeräumt, sauber gemacht, seine Wäsche gewaschen. Seine Eltern fanden das merkwürdig, aber die Familie gewöhnte sich daran, dass Reno höhere Ansprüche an Sauberkeit und Ordnung hatte als die Eltern und seine Schwester. Reno blieb der Mutter gegenüber immer kritisch und distanziert. Den Vater, der als führender Mitarbeiter eines Chemieunternehmens viel im Ausland arbeitete, respektierte er mehr, ohne aber mit ihm über Inhalte zu sprechen, die über gemeinsame Interessen an Mathematik und Technik hinausgingen.

Die Beziehung zu Renos erster Freundin hatte die Mutter gefördert und unterstützt; sie hoffte, ihm auf diesem Weg näherzukommen. Über die Gewaltausbrüche war sie entsetzt – »wenn du so reagierst, wird nie eine Frau bei dir bleiben wollen!«

Reno hat die Affekte unter Kontrolle gebracht, die ihn drängten, die Mutter oder sich selbst zu zerstören, weil ihr das in ihrem Bauch wachsende Kind wichtiger war als er. Bisher war Reno überzeugt gewesen, er sei der Mensch, der ihr am nächsten stehe, der am innigsten mit ihr verbunden sei.

Die Mutter hatte viel getan, um ihn in diesem Glauben zu bestätigen. Und jetzt war ihr ein anderes Wesen, mit dem er nichts zu tun, das er nicht gewollt hatte, auf eine Weise nahe, mit der er nicht konkurrieren konnte.

Wie kann ein kleines Kind solche Konflikte schlecht und recht bewältigen, an denen eifersüchtige Erwachsene oft genug scheitern? Die Antwort liegt darin, dass Angst ein sehr viel wirkungsvolleres Mittel ist, Aggressionen einzudämmen als Einsicht. Die Angst spricht ebenso schnell und ebenso heftig an wie die Wut. Reno hatte zu viel Angst, die überlebenswichtige Mutter zu verlieren, um in seiner Wut über die ihm zugefügte Kränkung zum Äußersten zu gehen.

An diesem Punkt unserer Überlegungen wird auch deutlich, auf welchem Weg die erste Liebe zu einem Organisator der seelischen Entwicklung wird. Indem sie die affektiven Elemente der ersten Symbiose belebt, setzt sie diese dem Einfluss der inzwischen gereiften emotionalen und geistigen Funktionen aus. Sie ist sozusagen eine Psychoanalyse ohne Analytiker. Auch dieser weckt die dem ersten Liebesobjekt geltenden Emotionen, sodass diese der Bearbeitung durch die gereiften Ichfunktionen ausgesetzt werden. Die Analyse ist eine Kopie der ersten Liebe, die mit begrenzteren Mitteln vorsichtig und kontrollierbar einen Teil von deren Ergebnissen zu erreichen sucht.

Renos Freundin war ein junges Mädchen, dem der kluge, ihr zugewandte Junge gefiel. Sie verstand nicht, warum er angesichts von Beziehungsaufgaben, die sie selbst problemlos fand, in extreme Angst geriet. Sie konnte sich nicht anders wehren, als ihm das anzutun, was er unbedingt vermeiden wollte: die Trennung, die in seinem auf das Alles-oder-nichts-Prinzip gepolten Erleben nicht von einem vollständigen Verlust zu unterscheiden war.

In der frühen Kindheit sind Angst und Wut verlötet. Im ödipalen Alter zwischen zwei und sechs Jahren erweitern sich die kindlichen

Wahrnehmungen rapide; das Kind will tun, was die Erwachsenen tun, ohne es mehr als spielerisch zu beherrschen. Diese Phase ist für die Entwicklung extrem wichtig, aber gerade für moderne Eltern belastend, die unter dem Druck von gewaltfreien Idealen Angst vor den Wutausbrüchen des Kindes bekommen. Die mit dieser Angst verbundene Zurücknahme von Wärme und Empathie ist kaum weniger verletzend als Gewalt.

Der Dreijährige, der sich mit seinem Wunsch bei der Mutter nicht durchsetzen kann, ein bestimmtes Kleidungsstück anzuziehen, reagiert mit einem Tränen-/Wutausbruch, wirft sich auf den Boden, reagiert auf Zureden und Vorwürfe gleichermaßen mit lauterem Geheul und stärkerem Tränenfluss. Was ihn beruhigt (nicht immer und auch nicht sofort), ist die Erfüllung seines Wunsches, unter Umständen auch Ablenkung oder eine Ersatzbefriedigung. Wenn die Mutter nachgibt, ist er oft noch eine Weile beleidigt, aber auf sanftere Weise, die dann allmählich dem Normalzustand Platz macht.

Diese Primitivreaktion auf Kränkungen verschwindet nicht, sie wird nur im Lauf der Latenzzeit durch Schamreaktionen überformt. Ein Arzt erinnert sich während seiner Analyse noch genau an eine solche Situation: Das letzte Mal weinte er, als den Zwölfjährigen ein zwei Jahre älterer Mitschüler verspottete und dann angesichts seiner Tränen sagte: »Der heult ja wie ein Bubi!«

»Meine Mutter hat erzählt, ich hätte als Kind ständig geheult, weil ich immer so beleidigt war, dass ich nicht alles so gut konnte wie mein älterer Bruder. Ich erinnere mich nicht mehr, wie ich mich damals gefühlt habe, das ist ganz weg, aber ich kann mich an die Szene im Gymnasium erinnern, ich sehe noch diesen Mitschüler vor mir in seiner Lederjacke. Ich sagte mir: Ich weine nie wieder! Und daran habe ich mich gehalten.«

Dieses Weinen enthält Angst, Liebesbedürfnis und Wut in wechselnden Mischungen. Das Element des Nachtragens, der Unversöhnlichkeit ist noch wenig entwickelt. Je mehr sich das Wutweinen differenziert, je stärker sich das Kind an Regeln orientieren kann, desto mehr Kontrolle tritt in das Geschehen. Das diffuse Wutweinen ist schnell aktiv und schnell vergessen; die Differenzierung der Affekte führt zu Rechthaberei, dem Nachtragen von Kränkungen, zu Kontaktabbruch und Rache.

Die erste Liebe gefährdet die mühevoll gewonnenen Strukturen der Latenzperiode. Im Fall von Reno hat sich eine frühe Symbiose mit der Mutter neu belebt, die dramatisch unterging und durch ein ganzes System von Ritualen der Autonomie ersetzt wurde. Jetzt, da ihn die Freundin »verlässt«, sind seine Aggressionen so stark, dass er sie nicht zusammen mit ihr verarbeiten kann, sondern sie gegen sich richtet und so die Liebste verliert.

Die erste Liebe ist der Anlass für Suizidimpulse schlechthin. Mitten im Prozess der Reifung von Einsicht und Reflexionsfähigkeit fällt es dem Ich sehr schwer, aggressive Impulse zu steuern. Reno beschrieb die Selbstverletzungen als »beruhigend«; er finde Halt am Schmerz. Die Panik hingegen, in die er während seiner ersten Liebeskrise geraten sei, sei völlig unerträglich. Gegen eine subjektiv unerträgliche, diffuse und vernichtende Angst mobilisiert das Ich den Schmerz wie ein Gegenfeuer. Vernunft reicht selten aus, die Macht der primitiven Affekte zu bändigen.

Bei Reno schien die Reflexion über das, was er getan hatte, zu einer anderen Person zu gehören als die Tat selbst. Das erlaubte ihm eine Art freundlichen Fachgesprächs über die Katastrophen, die er in seinen Panikzuständen inszenierte. Er wirkte auch nicht traurig über den Verlust seiner Freundin, sondern eher erleichtert. Auf Dauer sei es aber doch eine unbefriedigende Sicherheit, auf eine Liebesbeziehung zu verzichten und sich ganz auf Schule und Studium zu konzentrieren.

Er wolle von dem Analytiker ein Hilfsmittel – ein Training, eine Übung, etwas wie einen Schalter oder ein Notventil, damit er sich nie wieder derart aufführe. Er lächelte auf den Hinweis hin, dass das paradox sei, denn wenn er vernünftige Ratschläge befolgen könne, sei er nicht impulsiv, wenn er aber impulsiv sei, würden alle vernünftigen Regeln nicht mehr greifen, die eigenen nicht und die fremden ebenso wenig.

In seiner Suche nach einem Beeinflussungsapparat, einem Mechanismus, der ihm die völlige Kontrolle zurückgibt, wiederholt Reno die Reaktion auf die traumatische Szene seiner Kindheit. Damals hatte er beschlossen, alles selbst zu machen – Putzen, Aufräumen, Wäsche –, was bisher die Mutter für ihn tat. Er machte sie dort überflüssig, wo er sie hätte haben können, als Strafe dafür, dass *sie* sich dort zurückgezogen hatte, wo *er* sie gebraucht hätte.

Es ist eine große, komplexe und entsprechend störanfällige Leistung für jeden tief an ein Gegenüber gebundenen Menschen, loszulassen, ein Schwinden der Nähe zu ertragen und darauf zu vertrauen, dass diese Nähe zurückkehren wird. Die Dramatik und lebensprägende Kraft der ersten Liebe beruht darauf, dass sie das Übungsfeld ist, solche Übergänge zu leisten und ängstliche oder aggressive Impulse zu mildern. An Störungen, ihrem bewussten Erleben und ihrer *gemeinsamen* Bewältigung kann sich die Liebe festigen.

Die Rede von einer wachsenden Liebe ist unangemessen. Die Liebe ist von Anfang an da, sie ist so stark und groß, wie sie eben sein mag; was manchmal als Wachstum ausgegeben wird, ist eine Festigung von innen heraus, wie auch die Flügel der schlüpfenden Libelle nicht wachsen, aber sich festigen und so erst für ihre Aufgabe taugen.

Die Verwundbarkeit durch die erste Liebe wiegt besonders schwer, wenn diese früh begonnen hat, lange standhielt und am Ende auch die Getrennten hindert, sich auf eine neue Beziehung einzulassen.

Bei der zu Beginn der Analyse 29-jährigen Irene ist diese Blockade symmetrisch: Auch ihr Ex-Freund Thomas, mit dem sie seit der elften Klasse Gymnasium zusammen war, hat in keine neue Beziehung gefunden.

Er hat sich vor vier Jahren von ihr getrennt, weil er – so seine Worte – sie weniger liebe als umgekehrt und sich nicht in der Lage sehe, mit ihr eine Familie zu gründen. Für Irene brach eine Welt zusammen. Sie zog sich zurück, weinte viel, fühlte sich hässlich, aus der Bahn geworfen. Nach außen blieb sie fürsorglich, wollte Thomas ihren Kummer ersparen, lenkte sich durch Studium und Reisen ab, während Thomas sich mit Jobs durchschlug wie bisher und nach Möglichkeiten Ausschau hielt, als Künstler sein Auskommen zu finden.

Vier Jahre später hat sich diese Situation wenig verändert. Weder Thomas noch Irene haben in eine neue Beziehung gefunden. Sie treffen sich fast jede Woche. Sie kocht für ihn, sie gehen spazieren. Gespräche über ihre Beziehung werden ebenso vermieden wie körperliche Nähe. Irene verheimlicht diese Treffen vor ihren Freundinnen und Geschwistern. Sie schämt sich, weil sie Thomas nicht »loslassen« kann.

An solchen Entwicklungen lässt sich die Überforderung der Individuen durch das individualisierte, von jedem schützenden Rahmen befreite Konzept der romantischen Liebe ablesen. Irene und Thomas haben sich gegenseitig gut unterstützt, sich aus ihren Elternhäusern zu lösen. Irene wäre gerne weiter gegangen, sie wünschte sich Kinder; Thomas hingegen fürchtete sich vor dieser Festlegung und rationalisierte seine Angst als Mangel an Liebesintensität. Die transformierende Kraft ihrer Liebe hatte beide in eine prekäre Autonomie entlassen. Als Thomas sie nicht mehr unterstützte, traute sich auch Irene nicht mehr zu, an ihrer Sehnsucht nach einer Familie festzuhalten und einen Mann zu finden, mit dem sie die Chance hatte, sie zu erfüllen.

Irene musste schon früh ihre Aggressionen zurückstellen und ihre Mutter in der Fürsorge für die jüngeren Geschwister unterstützen. Aber ebenso wichtig für das Verständnis ihrer Not scheint mir der Druck der individualisierten Leistungsgesellschaft, eine Liebesbeziehung nicht einfach zu leben, sondern sie kritisch zu prüfen, wie ein Statiker die Tragkraft einer Brücke berechnet.

Wie Organismen, physiologische Systeme, gehorchen auch Beziehungen einem Gesetz, das in dem Bibelwort erfasst ist: Wer hat, dem wird gegeben. In der Umkehrung heißt das: Wer nicht hat, dem wird genommen.

So zeigt das Beispiel Renos, wie eine erste Liebe daran zerbricht, dass er sie nicht loslassen kann. Paradoxerweise ist es gerade die Intensität seiner Liebe, die zu deren Untergang führt. Er hat die Erfahrung machen müssen, dass er die Mutter an seine nachgeborene Schwester verlor. Dass es gar nicht die Mutter war, die ihn verlassen hat, sondern dass er es war, der die Mutter aufgab, spielt für das Unbewusste keine Rolle. Auch Patienten brechen eine Behandlung ab und erinnern sich nur daran, der Therapeut habe sie »hinausgeworfen«. Ähnlich ist Reno überzeugt, seine Mutter habe ihn im Stich gelassen.

Reno ist nicht darauf vorbereitet, jemals wieder in eine intensive Bindung zu geraten. Dann ist sie plötzlich da. Jetzt hat er alles, was wichtig und richtig ist, was sein Empfinden beenden kann, dass ihm etwas fehlt, dass er ausgeschlossen ist, fremd unter Menschen, die einander nahe sind, ohne ständig darauf zu achten, dass es nicht *zu* nahe wird. Kein Wunder, dass er um jeden Preis verhindern möchte, diese Stärkung seines Selbstgefühls wieder zu verlieren.

## Im Ritual legieren sich animalische und narzisstische Anteile

An dieser Stelle mag deutlich werden, wie wichtig *Rituale* für die Weiterentwicklung und Festigung der ersten Liebe sind. Sie machen aus dem grandiosen Versprechen kleine Handlungen. Ich kann dich loslassen, weil ich erfahren habe, dass du mich wieder suchen wirst. Ich werde eine Lampe anzünden, damit du in der Dunkelheit den Weg zu mir findest. Du sehnst dich nach mir, das freut mich, denn auch ich sehne mich nach dir. Ich finde es schade, dass ich schon gehen muss, aber die Stunden waren schön, ich werde mehr davon haben.

Rituale tragen die Beziehung, wenn sie als Symbol der Nähe aufgefasst und gepflegt werden. Ein Zeichen kann für Bindung stehen oder perfektionistische Erwartungen in Frage stellen: »Ich will keinen Kuss, ich will endlich wissen, ob du mich wirklich liebst!«

Rituale formen Triebhaftes zur Bindung. Triebe lassen sich nach den Studien von Darwin und Freud als Forderungen des Organismus an das Erleben beschreiben. Sie sind weder natürlich noch ein Produkt sozialen Lernens, sie sind beides, wie die Liebe auch. Wer von den Phasen der kindlichen Sexualität und den mit diesen verknüpften Trieben ausgeht, dem gerät die *gegenseitige Verwandlung* der Liebenden aus dem Blick.

Das Kind *entdeckt* seine Erregungen, versteht sie aber nicht. Die Erwachsenen ignorieren, beeinflussen oder missbrauchen diese kindlichen Entdeckungen. Die Sexualität der Erwachsenen bleibt für das Kind ein Rätsel, dem es je nach seinen frühen Erfahrungen zuversichtlich oder ängstlich entgegentritt. Es fühlt viel und versteht wenig.

Dass sich in der ersten Liebe die Reflexion über die eigenen Empfindungen und Wünsche zeitgleich mit dem Bedürfnis nach Austausch darüber entfaltet, macht diese Szene so produktiv. Sie wird ein *rite de passage*[26] in entritualisierten Zeiten. Paare geben sich eine zweite Chance. Sie können die Ängste und Hemmungen, die Erziehung oder Missbrauch der ersten, ödipalen Blüte der Erotik angetan haben, überwinden und einen neuen Anfang machen.

Diese Form unterscheidet die modernen Rituale der Liebe von den traditionellen, die das Paar nicht *gestaltet*, sondern denen es sich *fügt*.

> Sandra hat schnell bemerkt, dass ihr Freund Tom beleidigt ist, wenn sie nicht so oft Sex mit ihm hat, wie er möchte. So gibt sie nach und lässt ihn machen. Er fragt immer, ob sie auch einen Orgasmus hatte; sie fürchtet sich, ihn zu kränken, und spielt mehr Höhepunkte, als sie erlebt. Es macht ihr Freude, ihn zu täuschen, sie fühlt sich dann überlegen, sie ist nicht so primitiv wie Tom. Tom hört nicht auf, sich zu beklagen, dass sie so wenig Initiative zeigt und ihn nicht ebenso oft verführt, wie er das tut. Er hat die ganze Zeit gewartet, dass Sandra endlich Feuer fängt und nicht immer er zuständig ist, dass die Erotik in Gang kommt. »Du willst so oft, dass ich gar nicht dazu komme zu spüren, wann ich *wirklich* will.« »Dann hast du mir etwas vorgespielt, als du sagtest, du willst es genauso wie ich!« »Ich hab es nicht bös gemeint, du warst so beleidigt, wenn ich einmal nicht wollte.« »Du hast aus mir einen Mann gemacht, der eine Frau vergewaltigt!« »Jetzt übertreibst du aber heftig!«

26 Von dem Ethnologen van Gennep in die Literatur eingeführter Ausdruck für die zahlreichen Übergangsriten, die vor allem den Schritt von der Kindheit in den erwachsenen Status begleiten, im Christentum z. B. die Firmung oder Konfirmation.

*Beweise* ihrer Hingabe bringen Liebende in eine gefährliche Situation. Authentizität lässt sich nicht steigern; Schauspielerei sehr wohl. Die Liebenden beginnen, sich voreinander zu fürchten. Tom ist Sandra weder dankbar noch gerührt von ihrer Selbstverleugnung und Rücksichtnahme. Er fühlt sich betrogen und wirft ihr Verklemmtheit vor, wo sie ihn von ihrer Leidenschaft überzeugen wollte.

Indem Tom sich als Vergewaltiger und Sandra als Heuchlerin inszeniert, werden beide negative Erinnerungen an ein Erlebnisgemisch aufbauen, das auch ganz andere Deutungen zulässt. Tom wird in seinen depressiven Phantasien ein Langweiler, der Sandra nicht mitreißen konnte, Sandra wird das armselige Mädchen auf dem Schulhof, das anderen Kindern Bonbons schenkt, damit es mitspielen darf.

In der misslungenen Ritualbildung bei Tom und Sandra verdeckt die Opfergeschichte narzisstische Ängste und uneingestandene Schwächen des Selbstgefühls. Tom fürchtet, unattraktiv zu sein, wenn er sich nicht täglich seiner Potenz vergewissert. Er will Sandra als Bundesgenossin gegen diese Angst gewinnen, kann sich aber nicht eingestehen, dass er sie gerade wegen ihrer vorsichtigen, einfühlenden, wenig draufgängerischen Art liebgewonnen hat. Eine sexuell fordernde Frau würde Tom Angst machen, ihr nicht zu genügen; diese kränkende Rolle schiebt er jetzt Sandra zu.

Sandra hingegen ist anfangs erfreut von Toms erotischer Energie. Es stört sie nicht, dass sie selten einen Orgasmus hat, sie findet das nicht so wichtig, Sex macht ihr auch ohne Orgasmus Spaß. Wenn nur Tom zufrieden wäre mit *seinem* Orgasmus und nicht auch noch den ihren fordern würde wie einen Tribut an sein Geschick!

Nirgends begegnen sich animalische und kulturelle Kräfte so eindrucksvoll wie im sexuellen Ritual. Es bietet die seelische und körperliche Bestätigung der erwachsenen Existenz schlechthin, lässt das seiner selbst oft allzu bewusste Ich in Affekten schmelzen und verbindet die Liebenden in schwärmerischer Erhöhung. Wenig kommt dem intimen Austausch der Erotik nahe, bindet so intensiv, erzeugt so viel Selbstvergessenheit. Das sexuelle Ritual ist in dieser Form nur zwischen Erwachsenen möglich, die meisten anderen Formen von Gemeinsamkeit und Nähe kennen wir von Kindheit an. In dem

Sprichwort, dass uns die Erotik für den Verlust der Kindheit entschädigt, ist viel Wahrheit.

## Wie sich Rituale bilden

Arnold van Gennep hat die »Riten des Übergangs« (Passageriten) beschrieben.[27] Solche Rituale verändern den Status eines Mitglieds der betreffenden Kultur, sie machen beispielsweise aus einem Kind einen Erwachsenen. Sie sind in vielen Stammeskulturen nach einem ähnlichen Schema organisiert. Der britische Ethnologe Victor Turner (1969, 1977, 1985) erweiterte van Genneps Modell und gewann so Aspekte, die sich auf Rituale in Liebesbeziehungen anwenden lassen.[28]

Erst einmal werden die Menschen, deren Status verändert werden soll, aus ihrer alltäglichen Umgebung herausgenommen (Separationsritual) und mehr oder weniger lange Zeit getrennt von ihren Familien untergebracht (Seklusionsritual). Diesen beiden Phasen folgt am Ende die Wiedereinführung in die Gesellschaft und die Aufnahme des Alltagslebens in der neuen Rolle.

In ähnlicher Weise ritualisieren Liebespaare ihre Seklusion – sie tauchen ab, halten ihre Beziehung geheim. Wenn sich diese dann gefestigt hat, treten sie mit ihr an die Öffentlichkeit. Daneben gibt es auch spezielle Prozesse der »heimlichen Liebe«, in denen sich diese Anfangsphase zum Ritual verfestigt.

Turners Erweiterung des klassischen Ritualmodells konzentrierte

---

27 A. van Gennep, Les rites de passage, Paris 1909 (deutsch: Übergangsriten, Frankfurt am Main 1960) Vergleiche auch W. Schmidbauer, Unbewusste Rituale der Liebe, Stuttgart 2014.

28 V. Turner, The ritual process: structure and anti-structure, Chicago 1969.
V. Turner, Dramas, fields and metaphors: Symbolic action in human society, Ithaca/NY 1974.
V. Turner, Variations of the theme of liminality. In S. Moore & B. Myerhoff (Hrsg.), Secular ritual, Assen 1977, S. 36–52.
V. Turner, Image and pilgrimage in Christian culture: Anthropological perspectives, New York 1978.
V. Turner, From ritual to theater: The human seriousness of play, New York 1982.

sich auf die bereits bei van Gennep als »liminal« beschriebene Zwischenphase, in der die Initianden weder das Bisherige noch das Zukünftige sind. Sie sind »between and betwixt«, nicht mehr Kinder, aber noch keine Erwachsenen. Sie sind beschnitten, aber die Wunden sind noch nicht verheilt.

Turner beschreibt als grundlegendes Merkmal der Liminalität, dass soziale Unterschiede aufgehoben werden. Ähnlich wirkt die Verliebtheit: Die Partner kommunizieren durch die wechselseitige Idealisierung gleichberechtigt, auch wenn sie sich an Lebenserfahrung oder Bildung unterscheiden. Sie bauen eine neue soziale Einheit auf und prägen die in ihr aufwachsenden Kinder, vorausgesetzt, die während dieser liminalen Phase geschaffenen Rituale bleiben stabil genug, die dann notwendigen Veränderungen zu tragen.

Die sexuelle Beziehung beginnt liminal, sie enthält Phasen der Entgrenzung, der Auflösung von Rollen und der in ihnen implizierten Festlegungen. Die inzwischen verlassene Rechtsauffassung, dass ein entzweites Paar durch den Vollzug des Sexualaktes »versöhnt« ist und daher die Rechtsgründe für Schuld und Unschuld fortfallen, spiegelte diese liminale Qualität. Ob ein Paar Störungen bewältigen kann oder nicht, hängt weder allein an persönlichen Eigenschaften, noch liegt es ganz in der Macht der Irritationen von außen. Den Ausschlag gibt die Interaktion beider, und das beste Modell, diese zu erfassen, ist das Ritual.

Individuen müssen ihre Bedürfnisse nach Autonomie mit jenen nach Nähe und Verschmelzung in Einklang bringen. Das gelingt nur unter günstigen äußeren und inneren Bedingungen. Liebesobjekte sollen da sein, wenn wir sie brauchen, aber nicht stören, wenn wir unsere Ruhe haben oder uns mit etwas anderem beschäftigen wollen.

Paar-Rituale ersparen es, an diesen Stellen stets neue Konflikte zu riskieren. Ihre tieferen Schichten sind verborgen, wie bei geologischen Strukturen, die sich an der Oberfläche gleichen und doch unterschiedlich stabil sind. Unter grünenden Wiesen könnten dicke Schichten von Granit liegen oder dünne Krusten von geronnener Lava.

In einer individualisierten Gesellschaft wird der liminale Zustand durch Versuche bestimmt, sich *gegenseitig* zu beeinflussen, da traditionell geprägte Vorgaben nicht mehr ausreichen. Diese Einflussnahme weist Parallelen zu »Erziehung« auf. Aber im Kontrast zu Erziehung steht nicht fest, wer Lehrer ist und wer Schüler; in dem liminalen Zustand von Paaren überschneiden und durchdringen sich diese Rollen.

## Ritual und Gegenritual

*Als Teenager habe ich mir aus der »Bravo« ein großes Bild ausgeschnitten. Darauf waren zwei schöne Menschen, eine Frau und ein Mann, sie ritten auf einem weißen Einhorn. Seit Jahren habe ich nicht mehr an dieses Bild gedacht. Aber jetzt ist es wieder aufgetaucht, und ich bemerke, wie ich bisher glaubte, dass ich genau diese Beziehung habe. Und dann ist das passiert!*

Carin kam vor einigen Jahren wegen einer Depression in Behandlung. In der Behandlung ging es vor allem um eine berufliche Krise im Zusammenhang mit dem Ausstieg aus ihrer bisherigen Tätigkeit nach der Geburt zweier Kinder; über ihre Ehe hatte sie wenig gesprochen. Ich wusste nur, dass sie sich von ihrem ersten Partner getrennt hatte und mit ihrem zweiten Mann glücklicher war. Nach einer Reihe von Sitzungen hatte sie eine für sie befriedigende Stelle gefunden, wir vereinbarten keine Termine mehr.

Nach einigen Jahren rief sie wieder an und wollte über eine Ehekrise sprechen. Jetzt erzählte sie von dem romantischen Bild aus ihrer Pubertät und der Störung in der Beziehung zu ihrem Ehemann. Was war geschehen? Seit sie Rudolf kannte, hatte dessen Mutter versucht, ihren Sohn von der Beziehung zu einer »Geschiedenen« abzuhalten. Carin hatte ihre Wut auf die feindselige Schwiegermutter unterdrückt und sich nach Kräften bemüht, diese davon zu überzeugen, dass Rudolf eine gute Wahl getroffen habe.

Jetzt hatten Rudolfs Eltern das Erbe verteilt und Carin als Ehefrau Rudolfs ausgeschlossen. Sie reagierte mit Angstzuständen und konnte Rudolf nicht glauben, es gehe doch um eine winzige Möglichkeit und in dem Testament stünden auf jeden Fall ihre gemeinsamen Kinder als Rudolfs Nacherben.

Seit sie von dem Verrat erfahren hat, ist Carin auch der sexuelle Kontakt mit ihrem Mann nicht mehr möglich. Sie schildert das bisherige sexuelle Ritual als »selten, aber intensiv«.

Carins Eltern hatten sich viel gestritten. Der Vater war Alkoholiker. Er hatte die Mutter entwertet, weil sie ungebildet sei, während er studiert habe. Auf der anderen Seite war sie realitätstüchtiger als er und zwang ihn nach seinen Alkoholexzessen, sich vor ihr zu demütigen.

Carin entwarf ein Gegenritual aus ihrer Beobachtung der Eltern. In dem Bild des Paares auf einem Einhorn trägt ein idealisiertes Übergangsobjekt die Liebenden. Sie umarmen sich nicht, sie sind durch das magische Geschöpf verbunden. In der Krise zerbrach die Einigkeit, die bisher getragen hatte. Liebesrituale sind mehr als Entwürfe einer »guten« Beziehung. Sie sind mit Emotionen aufgeladen und schützen vor Ängsten, indem sie versprechen, eine Interaktion berechenbar zu machen.

Die verlässliche Antwort auf das eigene Verhaltensangebot wird gesichert. Auch bei den einseitigen Liebesritualen, wie dem Stalking oder der Phantasiebeziehung, unterscheidet die Qualität der (vorübergehenden) Angstminderung Rituale von Handlungen oder Interaktionen schlechthin.

Die Nähe zu starken Affekten verrät den latenten Bezug aller für die Paaranalyse relevanten Rituale zum Sexualakt. Er ist im Erleben der meisten Menschen das wichtigste, am meisten mit Bedeutung, Gefahr, von Wünschen nach Sicherheit, Dauer, Wiederholung und Intensität aufgeladene Ereignis im menschlichen Leben, das Liebesritual par excellence.

Die Liebesrituale in einer Ehe sind oft unbewusst, sie tragen die Beziehung und erschweren die Verständigung der Partner, wenn sich die Grundlagen verändern, auf denen das Ritual bisher vollziehbar war. Ein weiteres Beispiel für ein Gegenritual, dessen Macht sich entfaltete, ohne dass die Partner eine Chance hatten, die Gefahr vorauszusehen:

Mara wuchs in einer Familie auf, die durch eine chronische Unzufriedenheit der Mutter geprägt war. Diese hatte ihren Beruf als Ärztin begeistert ausgeübt und sich in einen Oberarzt verliebt. Als sie ihre Tochter bekam, hielt sie es für ihre Pflicht, zu Hause zu bleiben und das Kind zu erziehen, war aber mit diesem Zustand unglücklich. Sie beneidete und hasste ihren Ehemann, machte ihm Vorwürfe, er unterstütze sie zu wenig in der Familienarbeit, fand aber auch sich selbst in ihrer Rolle als Ehefrau und in ihrer Unzufriedenheit unerträglich. Sie konnte sich nicht vorstellen, in diesem Zustand ihre Arbeit wieder aufzunehmen. Während der Vater Karriere machte und schließlich durch eine Chefarzttätigkeit die Familie materiell verwöhnte, plagten sich Mutter und Tochter mit heftigen Brüchen von Nähe und Distanz. »Ich konnte es ihr nie recht machen!«, fasst die Tochter ihr Erleben zusammen.

Mara studierte im Ausland. Sie hatte ausgezeichnete Noten, beherrschte mehrere Sprachen, fand Arbeit in einem internationalen Konzern, war erfolgreich. Sie hatte nacheinander zwei intime Freunde, Arbeitskollegen mit spanischem Hintergrund, von denen sie sich wieder trennte, weil sie deren patriarchalische Vorstellungen von Ehe und Familie unmöglich fand.

Sie wünschte sich Kinder und heiratete einen geschiedenen Mann, der ein Kind aus erster Ehe aufzog, sie sehr verehrte und ihr die Sicherheit vermittelte, er habe emanzipierte Vorstellungen von ihrer Rolle und werde sie nicht dominieren wie der Vater die Mutter. Peter, ihr Ehemann, hatte nach der Scheidung, die von seiner ersten Frau ausging, seine Karriere zurückgestellt. Das schien Mara die richtige Voraussetzung, um mit ihm die Ehe zu riskieren.

Die Wochenendbeziehung bis zur Geburt eines Sohnes war die glücklichste Zeit für Mara und Peter. Die Erotik war intensiv, sie unternahmen viel, erzählten einander von ihren beruflichen Problemen. Dann kam das Kind.

Zwei Jahre später sind Peter und Mara nicht mehr wiederzuerkennen. Sie geben sich kein gutes Wort. Nur die Angst, den kleinen Jonas zu verletzen, hindert beide, sich zu trennen. Peter erklärt die maligne Veränderung damit, dass Mara ihn nicht nur sexuell zurückweist, sondern auch behauptet, mit keinem ihrer früheren Freunde hätte passieren können, was mit ihnen geschehen sei. Mara sagt, diese These sei im Zorn dahingesagt, aber nicht falsch. Peter sei leicht beleidigt und ziehe sich dann von allem zurück. Er lasse sie total im Stich.

Es gibt viele Sprichwörter, welche die existenzielle Gefahr des Gegen-Rituals beleuchten. *Es gerät in die Fänge der Skylla, wer der Charybdis ausweichen will.*[29] *Vom Regen in die Traufe* heißt es in Deutschland, *Aus der Bratpfanne ins Feuer* in England. Viele Liebesrituale werden *gegen* ein ängstigendes Bild entworfen – sie sollen vor ihm schützen, indem sie die handelnden Personen möglichst weit von einer Primärszene entfernen und diese sozusagen auslöschen.

Aus der Biographie Maras wird deutlich, dass ihr Ritualangebot von der Angst geprägt ist, *so zu werden wie ihre Mutter.* Diese Angst kann kompensiert werden, solange sie in ihren »exotischen« Liebhabern einen großen Sicherheitsabstand zur Ehe ihrer Eltern gewinnt. Doch sobald diese Partner ihr zu nahe rücken und mit ihr eine Familie planen wollen, gewinnt die Angst die Oberhand, das Schicksal der Mutter zu wiederholen; sie trennt sich von ihnen.

Mara projiziert den eigenen Kampf mit der Mutter in die von ihr als »patriarchalisch« beurteilten Männer, ohne mit diesen konkret zu verhandeln, wie die Bedingungen eines gemeinsamen Familienprojektes aussehen würden. Hinter der kämpferischen Fassade haben sich starke passive Wünsche an eine liebende Mutter erhalten. Mit ihr muss Mara nicht streiten, denn sie harmoniert von Anfang an mit ihren Wünschen. Diesem Mutterbild entsprach der in seinen mütterlichen Funktionen anfangs bewunderte Peter.

Sobald Mara gegen Ende ihrer Schwangerschaft in Peters Wohnung gezogen war, änderte sich die Beziehung radikal. Während Pe-

29 Walter von Châtillon, ein französischer Schriftsteller und Theologe des 12. Jahrhunderts, der in lateinischer Sprache schrieb, verfasste nicht nur lateinische Verse, die ihren Weg in die Sammlung »Carmina Burana« fanden, sondern auch ein Epos über Alexander den Großen, aus dem diese Zeile häufig zitiert wurde: *Incidit in Scyllam qui vult vitare Charybdim.*

ter überzeugt war, ein aufmerksamer Vater und Ehemann zu sein, fühlte sich Mara von ihm im Stich gelassen und zur gehassten Hausarbeit gezwungen. Beide Vorwürfe kränkten Peter, er konterte mit Gegenvorwürfen, die sich auf Maras zänkischen Charakter, ihre zwanghaften Ansprüche an Ordnung und bald auch auf ihre Verweigerung von Zärtlichkeit und Erotik richteten.

Peter kam aus einer harmonischen Familie, in der es keinen offenen Streit gab und Konflikte diplomatisch vermieden wurden. Mara hatte nach der Geburt des Kindes die für ihr erwachsenes, von der Mutter unabhängiges Selbstgefühl unentbehrliche Stütze der beruflichen Anerkennung verloren. Peter ist längst nicht so auf diese Stütze angewiesen, er hat die Karriereeinbußen gut verarbeiten können, die er während seiner Zeit als allein erziehender Vater hinnehmen musste. So kann er die Kränkung Maras nicht nachvollziehen, während ihn die Verluste an Anerkennung von Seiten seiner Partnerin ängstigen und wütend machen.

Diese Ängste und Aggressionen werden nicht mehr im Ritual gebunden. Ein neues Ritual entsteht, das sich als Streit- oder Vorwurfsritual beschreiben lässt. Indem die Schuld am Verlust des erotischen Rituals dem Partner zugeschrieben wird, können narzisstische Ängste und Schuldgefühle abgewehrt werden. Nicht ich habe versagt, ich bin das unschuldige, von besten Absichten erfüllte Opfer!

Auch dieses Ritual bindet, denn das Gegenüber wird nach wie vor zur Festigung des eigenen Selbstgefühls benötigt, nicht mehr unter dem Aspekt der idealisierten Zweisamkeit, wohl aber unter dem Aspekt des kleineren Übels. In der Ehe zu bleiben und dem Partner Lieblosigkeit vorzuwerfen, entlastet von der Angst, selbst versagt zu haben. In den nächsten Jahren werden Mara und Peter zusammenbleiben und parallel dazu immer wieder behaupten, sie würden sich ohne das Gegenüber besser fühlen. »Mit meinem früheren Freund wäre mir nie passiert, was mir mit dir passiert ist«, sagt Mara. »Als du verreist warst, hatte ich zwar viel Stress mit der Aufgabe, Jonas zu versorgen und meinen Job nicht zu vernachlässigen, aber ich habe mich besser gefühlt als zusammen mit dir«, sagt Peter.

Solange ein Paar in wechselseitiger Idealisierung lebt, bleiben alle

Erinnerungen an lieblose, gar feindselige Beziehungen kompensiert, die in Beobachtungen der eigenen Eltern wurzeln. Das Paar rühmt die eigene Liebe und distanziert sich von diesen Eltern. Diese schützende Idealisierung wird in jungen Familien dem Partner teilweise entzogen. Sie gilt jetzt dem Kind. Es droht die Gefahr, dass nun ein unzufriedener Partner nicht zufriedengestellt, sondern wegen seiner Unzufriedenheit kritisiert wird.

Die Partner verlieren das bisherige Ritual, dem Gegenüber Priorität einzuräumen. Dieser Entzug von Aufmerksamkeit trifft Mütter und Väter wie ein Schlag. Stützen des Selbstgefühls schwinden, deren Unentbehrlichkeit keiner ahnte.

Das Baby hat in Phantasien die Nähe des Paares symbolisiert, sie erhöht und verewigt. In der Realität ist jetzt etwas Drittes da, das die bisherige Symbiose stört, Aufmerksamkeit an sich zieht und neue Kommunikationsformen erzwingt.

Das Baby muss vor negativen Gefühlen geschützt werden. Wenn deren Verarbeitung zwischen den Partnern nicht gelingt, wenn diese intolerant und humorlos auf die Störung reagieren, können die Aggressionen gegen das Baby nicht anders bewältigt werden als durch ihre Übertragung auf den Partner. Nicht das Baby stört die Liebesbeziehung, der Partner ist es.

Eine bisher kompensierte Abwehr der exhibitionistischen Komponente der Erotik kann dann plötzlich jedes sexuelle Ritual blockieren. »Ich kann im Haus meiner Eltern nicht mit dir schlafen!« »Ich kann nicht mit dir schlafen, wenn jederzeit unser Kind hereinkommen kann!« »Sperren wir eben die Türe ab!« »Aber es stört mich, dass es kommen *könnte*!« »Sagen wir einfach, dass Mama und Papa nicht gestört werden wollen, weil sie für sich sein möchten.« »Es ist mir peinlich!« »Sollen wir jedes Mal in ein Hotel gehen?« »Ich weiß auch nicht!« »So habe ich mir eine Ehe nicht vorgestellt. Alles dreht sich nur noch ums Kind!« »Es ist nun einmal der Sinn der Ehe, dass Kinder kommen. Und wenn sie da sind, haben sie Priorität!« »Aber das bedeutet doch nicht, dass wir leben wie Mönch und Nonne!« »Immer übertreibst du. Ich mag es nicht, bedrängt zu werden!«

Die Imagination des Dritten kann zum Zwang werden. In dem Augenblick, in dem sich die Libido auf das Gegenüber im erotischen

Ritual richten und es besetzen könnte, machen Ängste den Vollzug unmöglich. Die Frage nach dem Hintergrund der »Babykrise« nach der Geburt eines Kindes führt zu den Schwierigkeiten in individualisierten Partnerschaften, mit Ängsten des Gegenübers umzugehen, die in dem liminalen Zustand nach dem Verlust eines bisher tragenden Rituals auftreten.

Jeder Mensch, der in einer Schule sozialisiert wurde, ist auch in den intimen Situationen von Freundschaft und Liebe Leistungsträger und Leistungsbewerter, Schüler und Lehrer, sie und er verteilen schlechte Zensuren, nehmen sie entgegen, fürchten sie, wehren sie ab. Eine der Folgen ist wachsende Bereitschaft, Nähe zu fürchten und zu meiden.

Die Liebesrituale sind in der Moderne einerseits besonders unentbehrlich und anderseits sehr labil, da ihnen Schutz und Stütze von außen mangeln und moderne Paare aushandeln müssen, wer welche Funktionen nach außen – in der Berufswelt – und nach innen – in der Sorge für die Kinder – übernimmt und ausfüllt.

Das sexuelle Ritual steht im Mittelpunkt dieser Verhandlungen; es hat die Grundlage für sie geschaffen. Weil es so mächtig ist, wird es auch so häufig benutzt, »pädagogischen« Druck auszuüben. Es darf dann erst vollzogen werden, wenn – im Bild geblieben – zwei Lehrer mit zwei Schülern zufrieden sind.

In der Schule lernen Kinder schnell, dass die Autorität von ihnen Leistung erwartet und kein Verständnis für ihre Ängste hat. Sie identifizieren sich mit dieser mächtigen Quelle von Ängsten. In sexuellen Bindungen schwindet durch die Verliebtheit diese Angst vor Entwertung. Der Zauber der Verliebtheit liegt in der bruchlosen Einheit von Bindung und Erotik; zerfällt diese Einheit, opfern viele Paare lieber die Erotik als die Bindung. Sie leben dann in einem liminalen Dauerzustand. Die Krise tritt ein, sobald sich ein sexuelles Ritual am Rande der prekären Bindung festigt.

Der Insolvenzanwalt Paul hat seine erheblich jüngere Sekretärin Claudia geheiratet und während ihrer Schwangerschaft eine eigene Kanzlei gegründet. Claudia fühlte sich nach der Geburt des Kindes allein gelassen, unterdrückte aber ihren Ärger. Als ihr Ehemann sich mit Claudias Schwester zerstritt und ihr Hausverbot erteilte, setzte Claudia den Kontakt heimlich fort, weil sie die lautstarken Szenen mit Paul vermeiden wollte. Seit dieser Auseinandersetzung ist das bisherige sexuelle Ritual verändert; während bisher Claudia Paul oft verführte und genoss, wie entspannt und zärtlich er nach dem Orgasmus war, überlässt sie die Initiative jetzt ihm. Das führt dazu, dass sie nur noch selten zusammenkommen.

Als Paul entdeckt, dass Claudia heimlich ihre Schwester trifft, wendet er sich ganz von der »Verräterin« ab. Nach einem asexuellen Jahr sagt Claudia, dass sie ihn nicht mehr liebe, aber mit ihm zusammen in guter Freundschaft das Kind aufziehen wolle. Das geht einige Jahre weitgehend konfliktfrei. Dann beginnt Claudia ein sexuelles Verhältnis. Während Paul bisher Claudias Fähigkeiten als Mutter pries, gibt es jetzt ständig Streit, weil Paul Claudia vorwirft, sie sei eine schlechte Mutter und würde das Kind vernachlässigen. Er findet es unzumutbar, dass Claudias Liebhaber Kontakt mit dem Kind habe und dieses einen moralisch fragwürdigen Mann kennenlerne.

Solche Verläufe dokumentieren, dass auch ein nicht mehr praktiziertes sexuelles Ritual eine Partnerschaft festigt, solange die Partner nach wie vor füreinander die »Einzigen« sind. Sobald diese Konstruktion durch eine dritte Person bedroht ist, wird aus dem bisher »guten« Gegenüber ein »schlechtes«. Das Ritual hat als reine Reminiszenz einer Bindung Spaltungstendenzen neutralisiert. Sie treten an die Oberfläche, sobald es diese Kraft verliert. Vergeblich wird Claudia argumentieren, dass ihre sexuelle Beziehung Peter »nichts wegnimmt«, besetzt sie doch nur das von ihm längst aufgegebene Terrain.

Das als Fiktion gespeicherte Liebesritual lässt die neue Beziehung als Verrat erscheinen, obwohl es faktisch keine Verlierer gibt. Die Zusammenarbeit der längst sexuell getrennten Eheleute droht in heftigen Affekten von narzisstischer Wut und Angst unterzugehen, weil sie sich nicht mehr über das einigen können, was sie bisher »Freundschaft« nannten.

## Ritual und Distanz

Eine wesentliche Funktion von Ritualen ist die Regulierung von Distanz und Nähe. Es gelingt ihnen, animalische und narzisstische Elemente harmonisch zu verbinden und eine Szene zu schaffen, die ihren Sinn in sich trägt. Der Wert von Ritualen liegt weniger in der persönlichen Befriedigung als in der formvollendeten Teilnahme, die den Kontakt reguliert.

Ein Modell ist der Tanz. Er ermöglicht eine ritualisierte Nähe, die nach einem Anfang auch ein Ende hat – und die Chance des erneuten Anfangs bietet. So ist tanzen für Personen mit einer traumatisch geprägten Biographie, deren Distanzbedürfnisse missachtet wurde, eine wichtige Möglichkeit, sich anderen Menschen zu nähern und erotische Gefühle zuzulassen.

In Vergewisserungen von Nähe wächst immer auch die Angst vor Unfreiheit, vor dem Verlust von Distanz und Autonomie. Liebesrituale verbinden diese einander widersprechenden Qualitäten und bringen sie in ein für die Beteiligten erträgliches Verhältnis. Im Entstehen dieser Rituale mischen sich animalische und narzisstische Komponenten zu einem zwischen Angst und Vertrauen wechselnden Geschehen, in dem es sich im guten Fall beide einrichten können. Während das erwähnte Gleichnis mit den zwei Hälften des Brötchens Überanpassung rasch erkennbar macht, ist die Balance zwischen erlebter und bereiteter Lust in der Erotik nicht so leicht zu finden.

Das erotische Ritual kann sich nur entwickeln, wenn es den Beteiligten gelingt, während des Vollzugs die Ängste vor einer Überschreitung des als »sicher« erlebten Abstands zu kontrollieren. Berührung ist nicht nur zärtlich oder erregend, sie ist auch gefährlich. Kinder werden gestreichelt, aber auch geschlagen, umarmt, aber auch festgehalten und misshandelt.

Die Folgen solcher Verletzungen werden durch positive Erfahrungen ausgeglichen – oder auch nicht. Sie können so stabil verdrängt sein, dass autonome Entscheidungen über ein sexuelles Ritual mit einem erwachsenen Partner problemlos gelingen. Vielfach bleibt die Verdrängung unvollständig, sexuelle Erregung führt zu plötzlichen

Durchbrüchen traumatischer Erinnerungen, die zusammen mit der Erregung erneut verdrängt werden. Sie verändern dann auch die Gestalt des sexuellen Rituals, blockieren Wiederholungen, müssten in das Ritual integriert werden, um dieses zu stabilisieren.

In einer individualisierten Gesellschaft sind beide Geschlechter damit beschäftigt, die Selbstvergessenheit erotischer Rituale zu zensieren, sie an traumatischen Ängsten vorbeizulenken und sie der narzisstischen Dynamik von Idealisierung/Entwertung zu unterwerfen. Es lassen sich Paare beobachten, die während der Verliebtheit einander beteuern, so intensive Orgasmen hätten sie bisher nicht gekannt, nach einer Trübung des Verhältnisses aber behaupten, der untaugliche Partner habe sie nie zum Höhepunkt gebracht, es sei alles nur Theater gewesen.

In der digital geprägten Gegenwart trifft eine neue Störung die Fähigkeit von Paaren, erotische Rituale zu stabilisieren: Pornographie, die von einer umsatzstarken Industrie produziert wird. Fast alle Angebote operieren mit einer narzisstisch aufgeladenen, pseudoanimalischen Hektik, in der Erotik nicht genossen, sondern demonstriert wird, im Grunde das Gegenteil eines gelingenden erotischen Rituals. Die merkwürdigsten Stellungen werden gesucht, um möglichst viel Genital zu zeigen; männliche Darsteller bleiben stumm, mit der stoischen Miene von Turnern, weibliche spielen eine Dauererregung, die keine Steigerung zulässt.

Der Phallus und seine Produkte werden idealisiert. Dem Anschein nach können Männer gar nicht genug kriegen von auf ihren Penis fixierten Frauen, veritablen Anti-Müttern, die rückgängig machen, was sie als kleine Jungen an Ekel und Abwertung gegenüber ihrem Sexualorgan erlebt haben. Ein Beleg ist das geheuchelte Entzücken, wenn der Partner, statt den Orgasmus gemeinsam zu genießen, sich diesen manuell verschafft, um seinen Samen der Partnerin ins Gesicht zu spritzen.

Die Kompensation von Scham- und Minderwertigkeitsgefühlen des kleinen Jungen angesichts seiner Mutter spielt eine zentrale Rolle im phallisch-narzisstischen Geschehen, dessen Widerstandskraft gegen die romantische Gegenseitigkeit einer Bindung die pornographische Szene beherrscht.

Manchmal wirken im Hintergrund der Kastrationsängste Kastrationswünsche, um der Mutter ähnlicher zu sein und der Entwertung des Penis zu entgehen. Diese Dynamik hat der italienische Regisseur Marco Ferreri in dem Film »Der letzte Mann« erfasst, in der sich ein von Gérard Depardieu dargestellter Macho mit einem elektrischen Wurstmesser entmannt, weil er anders nicht mit der latenten Entwertung durch seine passive Freundin Valerie (Ornella Muti) fertigwerden kann. Vor diesem dramatischen Ende ist Gérard phallisch fixiert, fährt Motorrad, beweist ständig seine Potenz, baut seinem Sohn eine Kanone – und verzweifelt, weil er bemerkt, dass sich sein Sohn vor ihm fürchtet und Valeries Nähe sucht.

Die Kastration Gérards gleicht den bereits von Herodot beschriebenen Kulthandlungen, in denen sich Priester entmannen, um der mütterlichen Göttin ähnlicher zu werden. Diese drastischen Aktionen lassen sich in ihrem Resultat durchaus mit einem neueren Phänomen vergleichen. Eine wachsende Zahl junger Männer klagt gegenwärtig über Geschlechts-Dysphorie und beansprucht medizinische Dienstleistungen, die sie von dem gehassten Penis befreien.

Pornographie treibt die von der Überschätzung der narzisstischen Komponente geprägte Verbindung von Leistung und Genuss auf die Spitze. Der superpotente Mann verschafft seiner Partnerin multiple Orgasmen, die superpotente Frau bringt den Phallus in Höchstform, indem sie ihn fast verschluckt und den Würgereflex gekonnt unterdrückt.

Die ironische Kritik sollte nicht leugnen, dass die primitive Schau so gut wirkt wie die elaborierte, künstlerische. Die zur analytischen Tradition gehörige Bemerkung, dass man von Speisekarten nicht satt wird, gilt nicht für die pornographische Befriedigungen. Wer sich, angeregt durch die Bilder, selbst befriedigt, ist auf der animalischen Ebene gesättigt, auch wenn er sich auf der narzisstischen schämt.

Weniger der Weg zum Orgasmus macht den Unterschied als die einmal zärtlich auf ein Gegenüber bezogene, einmal einsame Ruhephase danach. Das sexuelle Ritual eines Paares entwickelt sich durch die Bewältigung von Krisen. Diese können gemeinsam und kooperativ angegangen werden, um die genitale Ebene des Austauschs gleich mächtiger Protagonisten zu festigen. Im ungünstigen Fall ziehen sich die Partner auf Formen des Phallischen zurück, in denen nur die eigene Position idealisiert und die des Gegenübers entwertet wird.

Der erfolgreiche Geschäftsmann kommt mit seiner Ehefrau in Behandlung. Das Problem, doziert er, sei ganz einfach: Bis zur Geburt des jüngsten Kindes sei alles großartig gewesen, sie hätten sich geliebt. Dann habe seine Frau eine Weiterbildung begonnen, habe den Feminismus entdeckt und behauptet, sie könne nur mit ihm schlafen, wenn sie sich ihm nahe fühle. Er könne da nichts machen, solle er etwa herumheulen, er sei es einfach nicht gewohnt, über komplizierte Gefühle zu sprechen, er habe die Erfahrung gemacht, das führe zu nichts. Er liebe seine Frau, sie sei schön und eine gute Mutter, aber er habe resigniert, was die Liebe angehe, da müsse er eben warten, ob die Chefin zugänglich sei oder nicht.

Aus ihrer Darstellung wird deutlich, dass sie unter seinem Rückzug leidet, aber ihm auch eine Reihe von Entwertungen übelnimmt, die ihrer Weiterbildung zur Yogalehrerin gelten. Er kann nicht darauf verzichten zu betonen, dass er ihre Kurse finanziert und dass sie dieses Hobby gerade so gut lassen könnte, ihm sei lieber, wenn sie ganz für die Kinder da sei, er wolle es ihr doch nur schön machen. Sie fühlt sich abgestoßen, wenn er sich auf der einen Seite über sie stellt und ihr klarmacht, dass er und nur er ihr ein bequemes Leben schenkt, daraus aber den Anspruch ableitet, sie müsste sexuell so zugänglich bleiben wie zu Beginn der Beziehung, und wie ein beleidigtes Kind klagt, dass ihm die erotische Zuwendung vorenthalten wird, an die er sich gewöhnt hat.

Die Biographie des Ehemanns ist von traumatischen Erfahrungen geprägt. Der Vater wurde nach einer beruflichen Krise zum Alkoholiker, der klagte und sich selbst entwertete. Die Mutter war erheblich jünger als der Vater. Sie bevorzugte die ältere Schwester des Patienten und schlug ihren Sohn, womöglich um Aggressionen loszuwerden, die eigentlich dem Ehemann galten. Nach der Hochzeit fühlte sich der Ehemann beflügelt und gestärkt, er war sehr stolz auf seine Eroberung. Je erfolgreicher er wurde, desto mehr versuchte er, seine Frau seinem Bild einer Hausfrau und Mutter anzugleichen. Sie sollte ihren Beruf aufgeben! Ihr Empfinden, dass er sich nicht für sie, sondern nur für ihre Funktion als Gegenbild zu einer abweisenden Mutter interessiere, führte zu inneren Spannungen, die sie durch Yoga kompensierte.

Die ritualistische Sicht erschließt dem Psychoanalytiker neue Möglichkeiten sowohl in der Einzel- wie in der Paaranalyse. Manchmal gelingt es Partnern, nach einem ersten Verständnis der narzisstischen Störungen des Liebesrituals und einem kurzen Eintreten in einen liminalen Raum erotische Rituale neu zu organisieren. Es gehört zu den für alle Beteiligten beglückenden Momenten der Familientherapie, wenn ein Paar narzisstische Kränkungen zurückstellen kann und in ein animalisch fundiertes Ritual zurückfindet. Die Partner kommen verjüngt und ein wenig verrätselt; sie erklären, dass sie sich merkwürdigerweise nicht mehr über Kleinigkeiten streiten, eigentlich gar nichts gemacht haben, außer vielleicht zu begreifen, wie dumm es ist, sich wegen enttäuschter Erwartungen und gekränktem Stolz elementare Freuden zu verweigern, die sich im Zulassen von Nähe von selbst einstellen.

In anderen Fällen hat das einmal durch Liebesrituale verbundene Paar neue, von der Kontrolle über Aggressionen und Verlustängste geprägte Rituale entwickelt, die das Paar zusammenhalten. Sie mindern das Selbstgefühl der Partner derart, dass sich keine Seite den Schritt in ein animalisches Ritual zutraut, zu dessen Qualitäten die partielle Preisgabe von Kontrolle gehört. Der liminale Raum kann nicht betreten werden, weil die Öffnung für das Unerwartete zu sehr ängstigt und das Vertrauen in eine konstruktive Reaktion des Gegenübers durch die Projektion eigener Aggressionen beschädigt ist. Die wichtigste Ursache für solche Zustände ist die Eifersucht.

KAPITEL 5

# Eifersucht

Die meisten Menschen können auf einer Eisenbahnschiene entlanglaufen, solange sie fest auf der Erde liegt. Würde sie zwei Hochhäuser verbinden, sähe die Situation anders aus: Jetzt würden nur noch Wenige den Balanceakt wagen, trainierte Artisten oder Kletterer. Die romantische Liebe ist ein ähnlicher Balanceakt. Allerdings bemerken wir den Abgrund erst dann, wenn wir dem Gedanken ausgesetzt sind, sie zu verlieren.

Eifersucht ist aus Neid und Angst legiert. Wie andere Legierungen ist auch diese je nach dem Mischungsverhältnis fest oder brüchig. Während sich Angst im Tierreich vielfach beobachten lässt, ist Neid weitgehend dem Menschen vorbehalten. Ein Hirsch beneidet den Rivalen nicht um die überlegene Zahl von Spitzen seines Geweihs. Er kämpft mit ihm um das Weibchen.

Neid wurzelt in der Fähigkeit, sich zu vergleichen. Doch ist die Reflexion des Vergleichs unvollständig und tendenziös. Sie bleibt dem Diktat des primitiven Narzissmus unterworfen, das sich auf die Formel *Alles oder nichts* bringen lässt. Es *gibt* die vollkommene Befriedigung, das mühelose Glück, die große Liebe *wirklich*, nicht nur als Entwurf, als Illusion! Aber ich bekomme sie nicht – sie wird jemand anderem zuteil! Dabei ist sie mir versprochen worden, und ich brauche sie so sehr!

Zum Neid gehört die Hoffnung, den eigenen seelischen Zustand zu verbessern, indem ich mir aneigne, was einem anderen gehört, manchmal auch: indem ich es zerstöre, sodass wir beide gleich arm sind. Im Umgang mit dem Neid entdecken wir unseren Narzissmus. Wir betrachten uns selbst und vergleichen unsere Ausstattung mit der Ausstattung anderer.

Eifersuchtserlebnisse erschüttern und fragmentieren das Selbstgefühl. Wer sie durchleidet und die Bruchstücke nicht wieder zusammenwachsen lassen kann, ist oft für die Möglichkeiten der romantischen Liebe verloren. Er resigniert und trifft resignative Wahlen.

*»Ich habe meinen Mann geheiratet, weil ich dachte, mit einem Frauenschwarm wie seinem Vorgänger, der mich nach Strich und Faden betrogen hat, will ich nie wieder etwas anfangen. Ich wusste von Anfang an, er ist mir sicher, er wird mich nie verlassen. Eine Weile war es auch ganz o.k., ich war eben sehr beschäftigt mit den Kindern. Und jetzt bin ich es, die ihren Mann betrügt. Ich wollte das nie. Aber dann frage ich mich: Muss ich es ein ganzes Leben mit diesem Langweiler aushalten? Er würde aus allen Wolken fallen, wenn ich ihm das sage. Er ist doch ein guter Vater. Ich halte das nicht mehr aus. So habe ich mir mein Leben nicht vorgestellt.«*

Die 48-jährige Patientin leidet unter Angstanfällen und Schlaflosigkeit. Sie wünscht sich vom Therapeuten einen Rat, ob sie den Liebhaber oder die Ehe aufgeben soll. Diese Erwartung beleuchtet auch die Regression der Patientin. Sie hat der Kränkung in ihrer ersten Beziehung nicht standgehalten, sondern sich für ein Eltern-Surrogat entschieden. Seit die Kinder sie nicht mehr ausfüllen, kann sie der Frage nicht mehr ausweichen, ob sie mit dieser Wahl zufrieden ist. Ihre Ängste sind nicht zuletzt deshalb so heftig, weil sie damals ihre Eifersucht als Katastrophe erlebte. Eine ähnliche Katastrophe fürchtet sie auch jetzt; sie kann sich nicht vorstellen, gemeinsam mit ihrem Ehemann eine Lösung der Situation anzustreben.

Man kann Eifersucht als heißen Neid und umgekehrt Neid als erkaltete Eifersucht beschreiben. Wenn ein Geschwister geboren wird, reagieren die Erstgeborenen oft mit Eifersucht. Sie wollen die Zuwendung der Eltern nicht teilen. Wenn diese Phase überwunden ist, tritt die eher chronische Dynamik des Geschwisterneides an ihre Stelle.

Die Verwandlung des »heißen« in den »kalten« Zustand geschieht durch die Abwehr der heftigen Affekte von Wut und Angst. Sobald sie verdrängt sind, »schläft« die Eifersucht.

*Wir haben uns so davor gefürchtet, dass Martina, unsere Älteste, eifersüchtig auf den kleinen Markus ist und uns Schwierigkeiten macht. Aber weit gefehlt – sie ist lieb zu ihm. Sie streitet sich fast mit ihrer Mutter um das Privileg, für ihn zu sorgen, ihn spazieren zu fahren und ihn zu füttern.* So der Bericht der Eltern von Martina und Markus, die nicht begreifen können, was gegenwärtig zwischen ihren erwachsenen Kindern geschieht.

In diesem Fall wurde die Eifersucht nicht nur verdrängt, sondern ihre aggressive Komponente in das Gegenteil verwandelt (»Reaktionsbildung«).

Markus ist gerade 40 geworden. Er berichtet: *Jetzt hat meine Schwester mit mir gebrochen. Sie will mich nicht mehr sehen, will nie wieder etwas mit mir zu tun haben. Ich verstehe das nicht. Sie war als Kind fast noch liebevoller als meine Mutter. Auch während der Scheidung meiner ersten Ehe hat sie zu mir gehalten, sich um meine Kinder, ihre Nichten, gekümmert und mich unterstützt. Sie hat selbst keine Kinder und hat früher gesagt, dass sie meine Mädchen liebt wie eigene Töchter. Auch die Mädchen will sie nicht mehr sehen! Jetzt, wo es mir wieder gutgeht und meine zweite Frau schwanger ist, dieser Bruch! Verstehen Sie das?*

Die Schwester hat ihren Neid auf den Bruder abgewehrt. Sie ertrug, dass er Kinder bekam und sie nicht. Nachdem sie sich während des Scheiterns seiner ersten Ehe um ihn und seine Kinder gekümmert hatte, bekam er mit einer neuen Frau noch einmal ein Kind. Jetzt überwanden die bisher abgewehrten Affekte von Neid und Wut die Schranken der Verdrängung. Sie konnten nicht anders bekämpft werden als durch Kontaktabbruch.

Manche Leser werden sich hier sagen: Das kann dann doch keine Geschwisterliebe gewesen sein, sondern ein Trugbild, das durch Abwehrprozesse zustande kam. Solche Aussagen ignorieren die dynamische Qualität des menschlichen Verhaltens. Diebe stehlen nicht, weil sie eine Stehleigenschaft geerbt haben, von der andere verschont bleiben. Jeder von uns gerät in Versuchung zu stehlen, die Abwehr solcher Impulse entscheidet, ob eine Person dem moralischen Gebot gehorcht, ob sie es verletzt, wenn sie sicher ist, nicht ertappt zu werden, oder so unvorsichtig agiert, dass sie als Dieb vor Gericht kommt.

Unsere Taten ergeben sich aus der Spannung zwischen Motiv und Hemmung, die beide wiederum von innen wie von außen bestimmt werden. Gut möglich, dass Martina ihr Leben lang die liebevolle Schwester geblieben wäre, hätte Markus nicht seine erste Frau verlassen und ihr nicht noch einmal demonstriert, wie viel besser ihn die Eltern mit Glücksmöglichkeiten versorgt haben als sie.

Wer sich liebevoll verhält, tut das nicht aufgrund einer einheitlichen Bewegkraft, die wir als Liebe identifizieren können. Es gelingt ihm, weil er die Gegenkräfte, wie Bequemlichkeit, Wut, Neid, Eifersucht, so erfolgreich unterdrückt, dass die Liebe übrigbleibt. Dieses Modell hat sich in den neurowissenschaftlichen Forschungen vielfältig bestätigen lassen. Die Bewegung des Kindes, das nach seiner Tasse greift, erhebt sich nicht aus dem Stillstand wie der springende Fisch aus der Meeresfläche. Sie entsteht dadurch, dass es dem Kind gelingt, alle *nicht zum Ziel führenden* Bewegungen der Hand zu unterdrücken. Ähnlich lernen wir, deutliche Worte zu sprechen, aus dem Verzicht auf alle falschen Laute, die anfangs die klare Artikulation stören.

Eifersucht entfaltet umso mehr Macht, je stärker sich in einer Gesellschaft auf der einen Seite Erwartungen an die erlösende Kraft der Liebe aufgebaut haben, während auf der anderen Seite Einschränkungen erotischer Illusionen und disziplinierende Einflüsse geschwunden sind. In traditionellen Kulturen, in denen Sippenälteste oder Elternpaare eheliche Verbindungen arrangieren und überwachen, stößt Eifersucht früh und nachdrücklich auf soziale Schranken.

Das Liebespaar ist dort nicht frei, aber auch nicht allein mit Neid, Wut und Angst. Diese Affekte werden nicht von höchst parteiischen, ineinander verstrickten Partnern reguliert, sondern von Dritten, welche Interessen der Sippe vertreten. Die soziale Umgebung wacht über die Schuldfrage, verhängt Sanktionen.

In den Eifersuchts-Szenarien der romantischen Liebe hingegen dominiert eine krasse Unübersichtlichkeit. Oft hört der Paaranalytiker Fragen wie »Wie hast du dir das vorgestellt? Wie soll es weitergehen?«, die sich an eben die Person richten, die für das Erlebnischaos verantwortlich ist und so eigentlich das geringste Vertrauen genießen sollte, einen Weg daraus zu finden.

Die Auseinandersetzungen sind unberechenbar. Angesichts von Eifersuchtskonflikten hören wir oft, man hätte sich die Persönlichkeitsveränderungen des eifersüchtigen Partners nie und nimmer so vorgestellt. Er sei unzuverlässig geworden, würde eine für abgeschlossen erklärte Auseinandersetzung ohne greifbaren Anlass wieder und wieder vom Zaun brechen, verspreche, nach einer gründlichen Auskunft keine Fragen mehr zu stellen und halte sich nicht an das Versprechen.

In der Phantasie des Eifersüchtigen ist die dem Rivalen geschenkte Liebe intensiver und »realer« als die Liebe, die ihm zuteilwurde und -wird. Das eigene Liebeserleben kontaminieren Wut und Hass. Diese Gefühle trüben die Liebesbeziehung. Sie schaffen Unsicherheit. Da die Phantasie über die Beziehung zum Rivalen von solchen Eintrübungen frei ist, wird dort die stärkere Bindung, die größere, bessere Liebe vermutet. Gleichzeitig leidet das Selbstgefühl unter dem Eindruck, nicht liebesfähig zu sein, nicht nur die Liebe der begehrten Person zu verlieren, sondern auch nicht mehr fähig zu sein, jemand anderen zu lieben.

So verwundert es nicht, dass Eifersüchtige an Beteuerungen, die Nebenbeziehung sei unwichtig, bedeutungslos, ein Ausrutscher, längst vergessen, wenig Halt finden. Im Gegenteil: Sie fühlen sich in ihrem Selbstzweifel bestärkt und müssen nun auch noch die Kränkung verarbeiten, sich in der Partnerwahl und in dem bisherigen Glauben an die Integrität des Liebesobjekts geirrt zu haben.

In extremen Fällen, deren Dynamik sich erst der analytischen Arbeit erschließt, ist die Eifersucht unmöglich zu entkräften, weil sie in unbewussten Phantasien und deren Projektion wurzelt.

Der 35-jährige Firmenerbe aus einer Kleinstadt hat bisher keine Beziehung zu einer Frau halten können. Jede seiner Freundinnen hat ihn verlassen, weil er sie mit Eifersuchtsszenen quälte, bis sie sich von ihm trennte. Er ist attraktiv und das, was man eine gute Partie nennt. Er will unbedingt eine Familie gründen, aber er kann es nicht ertragen, wenn seine Verlobte bei dem gemeinsamen Restaurantbesuch dem Kellner schöne Augen macht oder im Urlaub mit anderen Männern am Hotelpool heiße Blicke tauscht. Er setzt sie unter Druck, verhört sie, will Geständnisse, dass sie an diesem oder jenem Mann, dessen Gesichtszüge, Haarfarbe und Körperbau er sich genau eingeprägt hat, leidenschaftliches Interesse gehabt, ihn mit ihren Blicken geradezu verschlungen habe.

Während er sich über sein Urteil absolut sicher ist, hat seine Freundin nichts von dem Flirt bemerkt, der ihr unterstellt wird. Gerade das erregt ihn besonders – dieses Leugnen des Offenkundigen! Er kann ihr nicht mehr vertrauen, wenn sie abstreitet, was er doch gesehen hat!

Dieses Rätsel ist nicht schwer zu lösen, aber es wird dem Betroffenen schwerfallen, diese Lösung zu ertragen und den mit ihr verbundenen Bruch in seinem bisherigen Lebenskonzept auf sich zu nehmen. Die heißen Blicke, die er seiner Verlobten unterstellt, sind seine eigenen. In den beschriebenen Szenen nähern sich homoerotische Phantasien dem urteilenden Ich. Dieses fühlt sich nicht in der Lage, das bisherige Selbstbild eines »normalen« Mannes aufzugeben. Ein Homosexueller kann doch das elterliche Geschäft in der katholischen Kleinstadt nicht übernehmen!

## Der Sex der anderen

Mit dem Fremdgehen meines Partners konfrontiert, unterstelle ich erst einmal, dass für ihn Sex dasselbe bedeutet wie für mich. Je weniger ich in den letzten Jahren die Erotik genossen habe und je stärker meine Wünsche waren, mehr zu erleben, desto tiefer ist auch meine Überzeugung, dass jetzt eine andere Person alles erlebt, was ich mir die ganze Zeit zu erleben gewünscht habe.

Es leuchtet ein, dass diese Vorstellungen recht wenig mit dem Genuss zu tun haben, den der fremdgehende Partner aus seinem Seitensprung bezieht. Aber es ist nicht leicht, die entsprechenden Projektionen zu vermeiden. Das sehnende Begehren ist deshalb so attraktiv, weil es Verheißung bleibt.

Die romantische Sehnsucht zielt auf eine grenzenlose Hingabe, auf hingebende Grenzenlosigkeit. Eben diese wird in der Eifersucht projiziert: Uns mangelt sie, ihr habt sie gestohlen!

Wenn der »verlorene« Partner zurückkehrt und seine künftige Treue beteuert, bleibt oft noch lange Zeit die innere Plage, dass jemand anderer gewiss aus freiem Willen und spontan das Gute bekommen hat, das ich mir erzwang. Vielleicht wird die Steigerung zum Orgasmus kurze Zeit die Eifersucht betäuben. Daran würde sich in besseren Zeiten zärtliche Ruhe, ja ein gesättigter Schlaf anschließen. Die animalischen Liebesrituale sind zwar das beste Mittel gegen die Eifersucht – aber sie sind längst nicht gut genug.

Jetzt müssen sie dem Neid abgerungen werden. An den Eifersüchtigen nagt, kaum ist die Ekstase vorbei, schon wieder die Unsicherheit des Vergleichs. Das zwischen sie und ihr Sehnen getretene Dritte hat seine Macht nicht verloren, sie ist nur kurze Zeit verschwunden und erhebt sich jetzt wieder, drohender als zuvor, denn das Gegenmittel ist erschöpft, es hat seine Wirksamkeit selbst in Frage gestellt und ist nun von Anfang an durch Zweifel belastet. So wirkt die Situation der Eifersüchtigen hoffnungslos. Sie ist es auch, ganz ähnlich wie es Heine in dem Vierzeiler über sein Verzagen und das Rätsel der dennoch gelingenden Bewältigung sagt.

Viel ist gewonnen, wenn der Eifersüchtige sich klarmachen kann, dass es mich längst nicht so ohnmächtig macht, meinen Nachbarn um die dickeren Kartoffeln zu beneiden, die er erntet, verglichen mit dem Neid auf seinen größeren Appetit. Es ist der zweite Neid, der die Eifersucht so eifern lässt, bis hin zur größtmöglichen Vergeudung. In den ärgsten Fällen stellt der Tod die Verschmelzung wieder her, deren Verlust so bedrohlich ist. Die Formel: *Wenn ich dich nicht behalten kann, soll dich auch kein anderer haben!* wird diesem Wunsch nicht gerecht. Er lautet eher: *Wenn uns alle das Nichts hat und niemand mehr etwas, dann sind wir für immer vereint.*

In den Versuchen, sich der romantischen Liebe anzunähern, beschäftigen uns zwei Gleichnisse, die sich widersprechen und doch auch ergänzen: die Geschichte von den Kugelmenschen aus Platons Gastmahl und das Stachelschwein-Dilemma Schopenhauers (s. S. 128). Wir können diese Bilder aufeinanderschichten, wie doch auch in unserem Nervensystem das alte Reptilienhirn eine Mütze aus Sprache und Reflexionsvermögen trägt.

Wenn laut Platon die Trennung verhängt wurde, um die Menschen zu schwächen, werden sie in ihrer Wiedervereinigung zur alten Stärke zurückfinden? Meist wird die Tragkraft überschätzt, welche die erotische Anziehung schaffen kann. Zwei Magnete, die sich durch ihre Anziehungskraft verbinden, mögen auf das unbewaffnete Auge wirken wie ein einziges Stück Eisen.

Aber nur wenn sorgsam mit der Naht zwischen den beiden Magneten umgegangen wird, bleibt die Vereinigung von zwei Personen stabil. In der modernen Welt muss das Paar in einem langen Lernprozess herausfinden, was die Brücke der Liebesanziehung trägt – ob sie beim ersten Konflikt einstürzt oder am Ende so belastbar ist wie die mittelalterlichen Brücken, auf die Händler ihre Buden bauen.

Zur Liebe gehört der Verrat. Da die erweiterte Macht schnell zu so selbstverständlichem Eigentum wurde, wie wir es von unseren Armen und Beinen glauben, ist der verweigerte Dienst eine Zumutung, ähnlich dem Nicht-Erscheinen eines Verbündeten, der zum Feind desertiert ist. Die Liebenden glaubten, sich ganz zu verstehen. Jeder sah sich gespiegelt, war überzeugt, sein Gegenüber wisse nicht nur genau, was seine Bedürfnisse seien, sondern teile sie auch – und das sei die Liebe.

»*Du weißt doch genau*, dass ich es nicht ertrage, wenn du nicht ebenso viel Lust hast wie ich!« »*Du weißt doch genau*, dass ich nicht mit dir schlafen kann, wenn du mich unter Druck setzt!« Die Liebenden sind überzeugt, dass das, was sie einmal an Begriffen durch den gemeinsamen Kreislauf gepumpt haben, definitive Wirkungen haben müsste.

Während uns der animalische Trieb lehrt, was wir *nehmen möchten*, ist in der Kultur die Erwartung dessen weit mächtiger, was wir *bekommen müssten*. Der Trieb führt dazu, schnell nach einer neuen Beute Ausschau zu halten, wenn uns die erste entwischt ist. Er ist praktisch, er hält sich nicht mit Idealen auf, ihm ist das Nächste auch das Beste.

Die Kultur aber zwingt uns, auf das Ideal zu harren und womöglich sogar zu glauben, dass kleinere Befriedigungen, die einen durstigen Weg erleichtern, uns hindern werden, das Ziel zu erreichen.

Siamesische Zwillinge haben zusammen nur ein Herz und eine Aorta. Die Symbiose der Liebenden leugnet, dass sie auch allein leben können. Um das Kugelwesen zu bauen, sind zwei Menschen notwendig. Zerstören kann es einer allein. Wenn ein Paar an dem Ernst und Leistungsdruck einer Ehe leidet, dann wächst die Sehnsucht nach einer unbelasteten Liebe. Die Romantik verlässt die Familie und »schwärmt«, wie die Bienen, die nicht zwei Königinnen in einem Volk dulden. Sexuelle Untreue verletzt auch deshalb so heftig, weil längst in *beiden* Partnern die Sehnsucht nach einer von dem Alltagsdruck entlasteten Liebe gewachsen ist.

Die Stachelschwein-Metapher Schopenhauers ist ein Signal, dass die moderne, gänzlich individualisierte Periode der romantischen Liebe angebrochen ist. Die Stacheln sind die Rivalitäten, mit denen das bürgerliche Individuum seine Autonomie gegen andere ebenso verteidigt wie an ihnen misst. Die Vereinigung der platonischen Kugelwesen kann nur gelingen, wenn beide Hälften synchron ihre Stachelkleider abwerfen – und die Stacheln nicht nachwachsen.

Den Paaren der Moderne gelingt dieses Manöver umso besser, je mehr Freiräume sie außerhalb der Beziehung behalten. Daher die typischen Krisen beim Zusammenziehen, nach dem Bau eines Hauses, nach der Geburt eines Kindes, im gemeinsamen Rentenalter. Die Liebenden müssten in jeder dieser unruhigen Phasen ständig zueinander sagen: »Entschuldige, dass ich anders bin, als du es erwartet hast« – und einander auch tatsächlich verzeihen.

Stachelschweine bleiben Stachelscheine. Sie haben Stacheln, sind weder Elfen noch Engel. Liebende Stachelschweine pflegen zu glauben, dass sie ihre Stacheln abgeworfen haben und nun mit gleicher Rücksichtnahme rechnen dürfen. Das »moderne« Problem sind nun aber nicht mehr Kälte oder Hunger, die es gemeinsam zu bewältigen gilt. Es sind *Ziele*.

So werden die Stacheln zu Sporen. Sie werden eingesetzt und in empfindliche Flanken gestoßen, um das Gegenüber in dem Bemühen zu fördern und zu unterstützen, sie zu erreichen. *Ich* habe kein Problem, und wenn du dich mehr anstrengen würdest, hätten *wir* auch keines! Wenn *du* endlich zufrieden wärst und Ruhe gäbest, würden *wir* glücklich leben!

Es scheint schlechterdings das Einfachste, Nächstliegende der Welt, dass du mich genauso liebst wie ich dich! Das ist gerecht, das ist logisch, das erspart Beziehungsdebatten, die ins Leere führen und nicht durch Einsicht abgeschlossen werden, sondern durch Erschöpfung oder Schlimmeres – Rückzug, Streit, Gewalt, Bruch.

Schopenhauers Gleichnis formuliert ein Dilemma, erspart uns aber die wirklichen Komplikationen. Dort sind die Stacheln gleich lang und die empfundene Außentemperatur ist für alle gleich frostig. Als ob sich Empfindlichkeiten gleichsetzen ließen! Moderne Stachelschweine werden sich sogleich streiten, wer die längeren Stacheln, die sensibleren Flanken hat und empfindlicher auf Kälte reagiert.

Der Mensch braucht Nähe, um zu überleben: die nährende Brust, die schützenden Arme der Mutter. Aber er braucht, etwas später, aber nicht weniger nachdrücklich, auch Distanz. Jedes gesunde Kind möchte den Körperkontakt selbst regulieren, sucht die Mutter, windet sich aus ihren Armen.

Was hat es also zu bedeuten, wenn Erwachsene vorwurfsvoll sagen: *Du hast mich allein gelassen?* Eine erste und nicht selten treffende Vermutung ist: Es heißt eigentlich, *ich möchte dich* allein lassen, ich würde mich gerne zurückziehen, nicht an dich denken, mich nicht um dich kümmern, aber ich kann das nicht, ohne mich schuldig zu fühlen. Also, um diese Schuld zu mäßigen und womöglich zu löschen, mache ich mir und dir klar, dass *nicht ich es bin*, der mit dem Alleinlassen anfängt, sondern dass *du es gewesen bist.*

Die Praxen der Therapeuten sind voll von Menschen, die gerne aufhören würden, über eine Beziehung nachzudenken, die in ihrem Erleben keine mehr sein sollte. »Schluss zu machen« mit dem idealisierten Objekt wird für viele Erwachsene zu einer der schwierigsten Aufgaben überhaupt. Manche von uns gestehen sich zu, dass sie sich in diesem Punkt ausgesprochen ungeschickt anstellen. Andere behaupten, es läge gar nicht an ihnen, sondern an ihrem Partner. Das sind die Paare, die in die Beratung kommen und von sich sagen: »Wir haben uns schon lange kaum mehr etwas zu sagen, wir streiten uns ständig, die Liebe ist weg, aber wir schaffen es einfach nicht, uns zu trennen, obwohl es das Beste wäre!«

Dieses fiktive *Wir*, das sich da trennen möchte und nicht kann, zerfällt in der Analyse in zwei Ichs, die sich gegenseitig blockieren. Stachelschwein-Stacheln haben feine, mit dem bloßen Auge nicht sichtbare Widerhaken. Wenn wir uns den eigenen Organismus vorstellen, ein Gewirr von Nervenimpulsen, über dem sich dann als vereinheitlichender Mythos das erlebende Ich erhebt und die Mutter beginnt, ordnende Worte in dieses Labyrinth zu sprechen – dann ist doch nicht zu übersehen, wie wenig Begriffe wie Liebe, Hass, Gleichgültigkeit den Ameisenhaufen begreifen und auf den Begriff bringen können, der da um sie herum wuselt.

Wenn amöbengleich ein Gedankenhaufen das Pseudopodium zu einem zweiten Gedankenhaufen schiebt und wir diesen Beziehungsrüssel »Liebe« nennen, schwingt darin der Glaube mit, von nun an würden sich die Gedankenameisen synchronisieren wie die Debütanten auf dem Opernball, die getrennt einmarschieren und auf ein Kommando hin den Walzer beginnen.

In Wahrheit aber kann es dem Pseudopodium gar nicht gelingen, diese große Synchronisation zu leisten. Sie ist Glaube. Sobald wir diesen Glauben verlieren, den Glauben, dass wir einander nicht nur lieben, sondern uns auch das Gleiche unter Liebe vorstellen, setzt auch die Angst ein, es sei alles verloren.

In Wahrheit können wir nicht verlieren, was wir gar nicht besaßen, wir haben nur den Glauben verloren und müssen jetzt drangehen, das Durcheinander in einem Gedankenhaufen zu ordnen, in dem die Musik nicht mehr spielt und den Reigen der Tänzerinnen und Tänzer ordnet.

Liebende könnten nicht aneinander glauben, wenn es nicht möglich wäre, von der Liebe als etwas Gemeinsamem auszugehen, obwohl doch beim ersten Nachdenken deutlich wird, dass jeder Eigenes versteht und die Idee, genau so geliebt zu werden, wie ich liebe, von Fata Morgana in die Leere gezaubert wurde. Die schönen und ruhigen Zeiten im Leben bewahren sich, wenn diese beiden Zauberbilder so nebeneinanderstehen dürfen, dass sie zu einem verschmelzen und jede Seite überzeugt ist, das sei *eine* Landschaft, *ein* sicherer Ort.

Dieses Bild kann im Lauf der Zeit verblassen, sodass die Liebenden irgendwann nicht mehr wissen, ob es überhaupt noch da ist, es aber auch nicht vermissen. Sie leben zusammen und würden einander fehlen, aber sie spüren keine Anziehung und Abstoßung, solange ihr Leben funktioniert. Oder aber es entsteht ein zweites Bild, wie der zweite Regenbogen über dem ersten.

*»Ich habe mich in jemand anderen verliebt.«*

Es gibt wenige Aussagen, die sich so harmlos anhören und so katastrophale Folgen haben wie dieser Satz. Während ein Partner die Tradition fortsetzt, Wichtiges sogleich zu besprechen, bricht für sein Gegenüber die Welt zusammen. Er möchte nur noch fliehen, am liebsten zurück in eine Zeit, in der es diesen Verrat nicht gab.

Der Satz enthält keine andere Botschaft als die über ein Alltagsphänomen, ein Gefühl, dem wir je nach der Strenge unserer Urteile über das eigene Empfinden und Gunst der Gelegenheit täglich, wöchentlich, in manchen Fällen aber auch nur ein einziges Mal im Leben begegnen. Gesunde Vierjährige verlieben sich vielleicht jede Woche. Sie sehen einen Hund, eine Katze, die sie unbedingt mit nach Hause nehmen wollen, sie begegnen dem bisher liebsten Spielkameraden, aber da dieser gerade anderweitig beschäftigt ist und keine Minute Zeit hat, blicken sie um sich und entdecken eine andere fesselnde Person.

Die Anfänge der Verliebtheit sind spielerisch, sie kommen und gehen, können aber auch überraschend beständig sein. Als eine Zweijährige von München nach Los Angeles zog, berufliche Gründe der Eltern, litt sie unter der Trennung von ihrem Freund in der Kinderkrippe derart, dass die Eltern nicht nur eine Skype-Verbindung einrichteten, sondern in den nächsten großen Ferien einen Besuch vereinbarten.

Die Bereitschaft, eine Beziehung zu idealisieren und sie für absolut begehrenswert zu halten, übt eine tiefe Faszination aus. In die Liebe zu fallen wie in einen Brunnen ist ein sehr überzeugender Mythos. Freilich ist dieses Bild, so gut wie das von der Liebe auf den ersten Blick, eine Konstruktion. Der Fall war nicht so tief, der Blick nicht so fesselnd, wie es sich nach Jahr und Tag anhört; es haben sich in den zweiten und dritten Blicken eben keine wesentlichen Einwände ergaben; im anderen Fall wäre auch der erste schon wieder vergessen.

Flüchtigkeit, Ablenkbarkeit, ja die Bereitschaft, eine bisher als lebenslang konstruierte und in ihrer existenziellen Intensität bestimmt nicht austauschbare Beziehung wieder aufzugeben und an ihre Stelle eine andere zu setzen, gehören in den Bereich der Skepsis, der Ironie, der elaborierten Komik, wie die Erzählung über die Witwe von Ephesos zeigt.

Aber ihre Geschichte lässt sich auch romantisch lesen – als Beweis einer Intensität, die Grenzen überschreitet. Daher ist Eifersucht unerträglich: eine Leidenschaft, die wie das durch eine konvexe Linse gebündelte Licht ausschließlich auf mich gerichtet sein müsste, gilt einem anderen. Mir ist sie kalt geworden, ihn wärmt sie. Ihm gehört alles, mir nichts.

## Kontrolle, Gewalt und Würde

Würde ist ein Begriff, der meist nicht mit der Gestaltung erotischer Beziehungen verbunden wird. Wer gar nicht bereit ist, etwas von seiner Würde zu riskieren, wird weder im Anknüpfen von Kontakten noch in der Sexualität seine Möglichkeiten verwirklichen.

Der Liebe wird die Macht zugeschrieben, Menschen ihrer Würde zu berauben: der Philosoph, den die Hetäre zu ihrem Pferdchen macht (siehe Bild auf S. 8).

Dennoch, wer darauf achtet, unter dem Anprall der Verlustängste seine und die Würde des Gegenübers zu wahren, hat die besten Chancen, das unvermeidliche Leid in der Liebe nicht durch Vermeidbares zu steigern.

Die Würde eines Menschen hängt mit seinen Grenzen zusammen. Wer anklopft, ehe er ein Zimmer betritt, zeigt seinen Respekt. In Liebesbeziehungen ist eine Grenze nicht leicht zu finden, denn Liebe stellt Höflichkeit in Frage, meidet Förmliches, Kühles, Abständiges. Manche behaupten, eine Liebesbeziehung sei auch dadurch ausgezeichnet, dass man in der Gegenwart eines anderen Menschen furzen, mit den Fingern essen und den Teller ablecken dürfe.

Andere machen aus diesen regressiven Akten ein Zeichen, dass der furzende Partner sie nicht respektiert und – wenn er sie lieben würde – sich das bitte schön verkneifen müsse.

Wenn ich einer Person verbiete, eine Beziehung so zu führen, wie sie es für richtig hält, greife ich in ihre Würde ein. Ich behandle sie wie ein Kind, das Belehrungen braucht. In einer traditionellen Gesellschaft sind es die sozialen Hälften einer klar in Männer und Frauen differenzierten Kultur, welche die Würde überwachen.

In der individualisierten Gegenwart müssen Individuen unterschiedlicher sexueller Orientierung ihre Beziehungen gestalten und darauf achten, dass nicht im Konfliktfall primitive Affekte die Regie übernehmen. Seit die digitale Welt praktisch ständig verfügbar ist, hat die Eifersucht neue Dimensionen und eine früher unbekannte Sprengkraft gewonnen, vergleichbar der Erfindung des Dynamits. Tinte und Papier sind in falschen Händen gefährlich genug. Aber ein Liebesbrief in falschen Händen wird nie die Wucht digitaler Sequenzen entfalten, wenn die Spur einer heimlichen Liebe in die Hände Eifersüchtiger gerät.

Elektronische Post wird gespeichert. Wenn eine Person zur falschen Zeit an Handy oder Notebook des bisher treu geglaubten Gegenübers gerät, entfaltet sich eine in Dialogen und Fotografien minutiös aufgezeichnete Parallelwelt. Sie eröffnet in gnadenloser Präzision, was unter dem Mantel jener dunklen Schwester der Liebe, der Verlustangst, verborgen bleiben sollte.

Jetzt steht den Betrogenen vor Augen, dass schon lange Fremde das Wesentliche und Echte bekommen haben, während sie die ganze Zeit in die Irre geführt wurden. Sie erleben diese ihrem Selbstgefühl feindliche Sicht als die einzige mögliche und realistische. Aus größerem Abstand würde deutlich, dass das Rollenspiel einer heimlichen Verliebtheit ebenso wenig die ganze Wahrheit ist, wie die scheinbare Treue nur geschauspielert und falsch.

Wer das Neue haben will, ohne das Vertraute zu verlieren, ist kaum weniger von Selbsttäuschungen geplagt als die Eifersüchtigen. Eine heimliche Seitenbeziehung hat in einer vom romantischen Ideal geprägten Kultur eine manische Komponente. Sie verleugnet Grenzen, steigert das Selbstgefühl und belastet es zugleich. Sie strebt nach etwas wie der Euphorie des Piraten, der neben dem eigenen ein gekapertes Schiff bemannt und nicht bedenkt, dass zwei halb bemannte Schiffe Stürmen schlechter standhalten als ein gut besetztes.

Digitale Verbindungen erlauben ein früher nicht denkbares Maß an gegenseitiger oder auch einseitiger Kontrolle. Da Kontrolle das wichtigste Mittel gegen Ängste ist, kommt die Möglichkeit, sie gegenüber dem Liebespartner zu perfektionieren, den Bedürfnissen der Liebenden entgegen, die doch immer auch Ängstliche sind. Sie erklären es zur Lieblosigkeit, das Handy auszuschalten, eine Anfrage nicht anzunehmen, behaupten gar, ihr elektronischer Helfer, das Gerät der Liebsten überall zu orten, sei Zeichen ihrer Leidenschaft und Fürsorge.

Die Erfolge solcher Kontrollmaßnahmen schwächen auf lange Sicht die Möglichkeiten, Ängste zu verarbeiten und Würde zu bewahren. Wer sich durch lückenlose Überwachung überzeugt hat, dass alles in Ordnung ist, bereitet die Panik vor, wenn die Überwachung scheitert.

Eine Ehefrau, die ihren Mann überwachte, war überzeugt, er treffe sich mit einer Geliebten, weil sein Handy »tot« war. Er erklärte, er habe es in der Sonne liegen lassen. Wer hat recht? Ein Mann macht seiner Frau die heftigsten Szenen und erklärte es für eine Ausrede, dass der Akku ihres Geräts leer gewesen sei. Was dieser in der Tat war – wegen der ständigen Kontrollanrufe.

Es ist in der Affektwelt des Kindes normal, eigene Bedürfnisse mit allen Mitteln durchzusetzen, an die Liebe zu appellieren, zu bitten, zu flehen, aber auch Druck zu machen, mit Gewalt zu drohen, zu schlagen. Auch in gewaltfrei erziehenden Familien wird zugeschlagen: Diesmal sind es die Kinder, die auf ihre Eltern losgehen, wenn diese nicht tun, was sie verlangen. Sie müssen mühsam genug lernen, was sich ehedem durch das Recht des Stärkeren einprägte. Dennoch darf der Kulturfortschritt einer gewaltfreien Kommunikation nicht geleugnet werden: Wenn Gewalt nicht erlaubtes Mittel im Alltag ist, um Macht zu behaupten, sondern nur noch Signal für eine überlastete Kränkungsverarbeitung, verliert sie ihren Rückhalt.

Die Strukturen des Faustrechts haben lange Zeit die Beziehungen von Erwachsenen zu Kindern, von Männern zu Frauen bestimmt.

Sie sind eine animalische Selbstverständlichkeit; allerdings wird in diesem animalischen Kontext niemals ein Mitmensch festgehalten oder eingesperrt, um ihn besser schlagen zu können. Aggression gegen Artgenossen ist in der animalischen Welt nicht hinterhältig wie die des Jägers gegen die Beute. Sie zielt darauf, Abstand herzustellen, unerwünschte Annäherungen zu bekämpfen. Jäger strafen ihre Kinder nicht durch Schläge; Prügel als Erziehungsmittel tauchen erst in den agrarischen und nomadischen Kulturen auf.

Während in der Grenzüberschreitung des Kindes vor allem der Erwachsene aufgerufen ist, Einhalt zu gebieten und Einsicht zu erarbeiten, sind in der Grenzüberschreitung zwischen den Liebenden beide gefordert. Das bedeutet, dass beide ihre Würde wahren und unter keinen Umständen bereit sind, sie preiszugeben. Die romantische Liebe kippt in Destruktion, wenn ihre Worthülse dazu dienen muss, Würdelosigkeit zu verschleiern. Sowohl der Gewalttäter wie sein Opfer werden sich vorlügen, aus einem Übermaß an Leidenschaft den Übergriff zu begehen oder ihn zu erdulden.

Sexualität und Bindung lagen sozusagen herum, es gab sie längst als mächtige, voneinander getrennte Motive bei anderen Primaten: Sex zwischen Erwachsenen, Bindung zwischen Mutter und Baby. Die Synthese dieser Motive ruft nach Sprache und kultureller Norm, um ihre explosiven Kräfte zu bändigen.

Die Sehnsucht der Liebenden, ihre Bindung, ihre Regression in Zorn und Rachsucht ebenso wie ihre Opferbereitschaft schöpfen aus nervösen und hormonellen Strukturen des Organismus, die seit Urzeiten für den zärtlichen Schutz der Kinder entwickelt wurden, vermischt mit den noch älteren Leidenschaften der Brunft. Die Individualisierung der modernen Gesellschaft hat die Strukturen aufgelöst, mit deren Hilfe die kulturelle Evolution in vielen verschiedenen Mustern und Traditionen die Liebe bändigte. Gegenwärtig sind es die Liebenden allein, die aus vielen Quellen schöpfen, mit vielen Werkzeugen arbeiten und so ihre persönlichen Liebesrituale basteln.

Die romantische Liebe ist unzerstörbar. Sie wird menschliche Sehnsüchte prägen, solange wir auf dem Planeten überleben. Sie wird den Menschen nicht mehr verlassen, so wenig wie die Konflikte, die sie mit sich bringt. Aber sie bleibt auch ein umkämpftes Projekt.

KAPITEL 6

# Tödlicher Ernst und romantische Ironie

Wer Boko Haram, die Terrorgruppe der Kanuri im Nordosten Nigerias, rückständig nennt, übersieht gerne, dass der ganze Norden des westafrikanischen Staates sich über die Verfassung hinweggesetzt und die Scharia wieder eingeführt hat. Die an einer rechtsstaatlichen Demokratie interessierten Kräfte waren zu schwach, sich dagegen zu wehren und die Zivilgesellschaft zu verteidigen.

Im Iran und in Afghanistan sind viele während früherer Modernisierungsbestrebungen den Frauen bereits zugebilligte Rechte wieder abgeschafft worden. In der Türkei schwindet der Rückhalt für die kemalistischen Reformen.

Tunesien hat 2017 ein Gesetz verabschiedet, das konservative Kleriker als Angriff auf ihre heilige Schrift bekämpfen: Es erlaubt Tunesierinnen, Nicht-Muslime zu heiraten, ohne dass ihr Partner zum Islam konvertieren muss. Muslimischen Männern stand es schon immer frei, Frauen zu ehelichen, die anderen Religionen angehören. Ebenso wurde in Tunesien die Benachteiligung von Frauen im Erbrecht abgeschafft und Gewalt gegen Frauen als Straftat eingeführt.

Fortschritte in Tunesien haben Tradition (so wurde dort die Polygamie schon 1956 verboten), stoßen aber auf den Widerspruch konservativer Theologen aus der Azhar-Universität in Kairo, die von der ägyptischen Diktatur als »Leuchtturm des Islam« gefeiert wird. Wie in Indien führt auch in Ägypten der verleugnete Konflikt zwischen einem modernen und einem traditionellen Bild der Geschlechter dazu, dass sehr viele Frauen (nach Umfragen 95 Prozent) über sexuelle Belästigungen klagen, die nur in Ausnahmefällen bestraft werden.

In Indonesien hat ein Student in seiner Doktorarbeit mit Thesen zur romantischen Liebe einen Skandal losgetreten. In dem bevölkerungsreichsten islamischen Land hat sich die Auseinandersetzung über eine Modernisierung des Koran am weitesten entwickelt. An sich sei vorehelicher Sex nicht wider islamisches Recht, schrieb Abdul Aziz in seiner Doktorarbeit. Der Rat der Islamgelehrten (MUI), das höchste theologische Gremium in Indonesien, protestierte; danach distanzierte sich auch der Rektor der Sunan Kalijaga State Islamic University. Die Dissertation sei zwar »akademisch akzeptabel«, aber »im indonesischen Kontext nicht angemessen«, zitiert Ucanews Rektor Yudian Wahyudi. Abdul Aziz werde erst dann die Promotionsurkunde erhalten, wenn er »entscheidende Stellen in der Dissertation verändert«.

Die jüngsten Errungenschaften werden als Erstes geopfert, wenn ein System unter Druck gerät. Dass Frauen und Männer über ihr Leben verfügen können, löst sich im Bürgerkrieg ebenso schnell auf wie die Distanz zu militärischen Strukturen, die ordentliche Prozessführung mit Unschuldsvermutung, der Verzicht auf Faustrecht und Lynchjustiz. Selbst in den USA sind lange Zeit nicht angetastete Grundrechte weiblicher Selbstbestimmung von fundamentalistischen Strömungen eingeschränkt worden.

Während im islamischen Fundamentalismus die Bildungschancen für Frauen und damit das Fundament der romantischen Liebe bekämpft werden, finden wir im Westen einen wachsenden Hunger nach Symbolen, nach materiellen Zeugnissen der romantischen Bindung. Als ich in den sechziger Jahren zum ersten Mal nach Verona reiste und den Balkon suchte, auf dem Romeo und Julia standen, war da ein stiller Innenhof mit einer verwitterten Hinweistafel; fünfzig Jahre später habe ich einen Rummelplatz gefunden.

Wer in Verona den Innenhof des Palazzo aufsucht, findet auf Zettelwänden nicht weniger Liebesbekenntnisse als der Wallfahrer in Altötting Berichte über Marienwunder. Sie wurden aufgestellt, um die historischen Gebäude zu schonen. Die ungebrochene Macht der romantischen Liebe spricht auch im kitschigen Zitat.

Den gleichen Hunger nach Symbolen finden wir auf Brücken in ganz Europa. Da hängen Schlösser mit eingravierten Namen oder Initialen. Das Ritual wurde in Rom zuerst praktiziert. Heute ist die Rheinbrücke am Kölner Dom mit Tonnen von Symbolschrott belastet. Die Liebenden befestigen das Schloss und werfen den Schlüssel in den Fluss. In Köln sah ich auch Zahlenschlösser.

Wenn Rechtsstaat und Zivilgesellschaft ihre Aufgaben nicht ernst nehmen, entstehen auch in den fortgeschrittenen Ländern soziale Strukturen, welche längst errungene Freiheiten rückgängig machen und mit trotzigem Fanatismus auf eine Gesellschaft reagieren, die ihnen keine Chance gibt, an ihrer Entwicklung teilzuhaben.

Solche Clans erleben die Zivilgesellschaft, in der sie leben, ähnlich wie steinzeitliche Jäger die Kühe des europäischen Farmers: bequeme Beute, die längst nicht so schnell flieht oder sich so heftig wehrt wie wilde Tiere. Flüchtiger Sex ohne Bindung wird den jungen Männern nachgesehen, er beweist ihre Männlichkeit; den Frauen ist er verboten, das würde sie »entehren«.

Die Antworten der zivilisierten Einrichtungen auf diese archaischen Strukturen in ihrer Mitte sind einfallslos. Der Zusammenhang zwischen Diskriminierung, Verweigerung von Integrationsmöglichkeiten und Rückkehr zu Clan-Strukturen wird verleugnet und eine Auseinandersetzung durch die Zuschreibung »kriminelle Organisationen« oder »organisierte Kriminalität« versimpelt. Vielleicht noch unheimlicher ist aber die Attraktion solcher von Gewalt und Frauenverachtung geprägten Beziehungsmodelle für verunsicherte junge Männer, die aus liberalen Familien kommen und Gangsta-Rap konsumieren.

Der Schritt aus der Geborgenheit bei den Eltern in die Autonomie mit einem Sexualpartner fordert Leidensbereitschaft. Es muss viel Angst vor Ungewissheit verarbeitet werden. Wenn die vom Schicksal verwöhnten, satt und sicher aufgewachsenen Kinder der Einheimischen schon so viele Probleme haben, diesen Schritt zu bewältigen, macht es wenig Mühe, sich vorzustellen, wie viel härter und hindernisreicher ein solcher Weg für die Kinder traumatisierter und diskriminierter Familien ist. Die Angebote der individualisierten Welt gefährden die Identität der Migranten.

Das führt zu ironischen Situationen wie der des Vaters, der seine in Europa berufstätige Tochter durch Anrufe zu jeder Tag- und vor allem Nachtzeit bewacht. Sie gehorcht dem strikten Verbot, ihr Handy auszuschalten. Ihr Liebhaber hat sich daran gewöhnt, sich tot zu stellen, wenn er das spezielle Tonsignal hört, das dem Vater vorbehalten ist. Damit sie angesichts der Belästigung auch ein wenig Spaß haben, hat sie den Vateranruf auf ihrem Smartphone mit der Melodie einer Arie aus Rigoletto, »La donna è mobile«, verknüpft.

Beide verhüten sorgfältig. Wenn es um die Frage geht, ob sie zusammen Kinder haben wollen, wird die Stimmung ernst. Seine Eltern haben wenig gegen die Schwiegertochter einzuwenden. Ihr Sohn hätte auch keinen Respekt vor solcher Einmischung. Die Tochter meint zu wissen, dass der Zorn ihres Vaters, ihrer Geschwister, aller ihrer Verwandten sie mit voller Wucht träfe, wenn ein Nicht-Muslim der Vater ihres Kindes wäre. Wird sie unter dieser Last das Risiko auf sich nehmen, sich an ihn zu binden?

## Vom Fürstenhof zum Supermarktparkplatz

Eine Wurzel der romantischen Liebe ist das historisch-literarische Konglomerat des Minnesangs, der schwärmerischen Verehrung einer Frau, die als reale Partnerin nicht in Frage kommt. Der ritterliche Sänger legt ihr sein Lied zu Füßen und weiht ihr seine Taten. Manchmal bekommt er für seine Kunst ein Lehen und kann seine Existenz sichern. Allerdings erhält er diesen Lohn nicht von der verehrten Frau, sondern von deren Gemahl.

Im Geiste Machiavellis sieht Tristan Marquardt[30] die Minnesänger weit entfernt von dem, was wir uns heute unter einer romantischen Beziehung vorstellen. Sie preisen in der hohen Frau, die unerreichbar bleiben muss und doch den Anspruch auf selbstlosen Einsatz hat, indirekt das feudale System. So stellen sie die Faszination der Erotik in den Dienst der herrschenden Machtverteilung. Kann man sich einen besseren Vasallen wünschen als den, der ohne eigenen Anspruch dient und sich begeistert damit abfindet, dass er seinen Lohn erst im Jenseits findet?

---

30 Tristan Marquardt, Jan Wagner (Hrsg.), Unmögliche Liebe. Die Kunst des Minnesangs in neuen Übertragungen. Zweisprachige Ausgabe, München 2017.

Der Übergang von der weltlich verehrten »hohen Frau« zur Marienverehrung, von der Minne im Diesseits zur Gottesminne verschwimmt in vielen Liedern. Die geistige Welt des Minnesangs und der romantischen Liebe lässt sich mittels der Werkzeuge der Psychoanalyse mit einem Aspekt der Kindheit verbinden: der prekären Situation des kleinen Jungen angesichts der übermächtigen Mutter. Sie spielt im Aufbau der phallischen Abwehr und damit einer psychologischen Wurzel des Patriarchats eine unterschätzte Rolle.

Der Minnesänger formt das Bild einer idealisierten, übermächtigen, im symbolischen Sinn phallischen Frau, der er sich in einer latent weiblichen Identifizierung unterwirft. Sie ist sein Geschöpf; indem er sich zu ihrem unterwürfigen Diener macht, steigert er seine Größe und Sicherheit ins Überdimensionale, muss aber bereit sein, animalische Befriedigung zu opfern.

Die Sehnsucht nach Uneigennützigkeit und Opfermut hat das moderne Bild der romantischen Liebe von der prekären Lage der fahrenden Sänger übernommen, die nichts hatten als Talent und Jugend, um den Platz zu finden, wo sie in Wärme und Sättigung leben konnten.

Männer aus Nigeria oder dem Senegal, die auch nichts haben außer ihrer Jugend und Kraft, warten vor dem Supermarkt in der Toskana auf eine Begegnung, aushilfsweise auch auf die Gelegenheit, den Einkaufswagen einer Signora zurückzubringen und die Pfandgebühr zu kassieren.

Auf dem Parkplatz wird das Esperanto der Konsumgesellschaft gesprochen. Wohlstand in Gestalt eines Automobils und eines gefüllten Einkaufswagens ist für die Einheimischen »normal«, für die Migranten »reich«.

Vor hundertfünfzig Jahren, als in der toskanischen Provinz noch fast alle Menschen Handwerker oder Bauern waren, gab es viele Orte, an denen kräftige Hände und guter Wille als Legitimation ausreichen mochten. Heute ist das Leben komplizierter geworden. Der sichere Ort, den der Afrikaner finden kann, ist die Frau, die sich seiner annimmt. Hoffnungen strukturieren den Raum, in dem sich ihre Beziehung entfalten kann.

Kriegsgefangene oder Zwangsarbeiter, die deutsche Soldaten ersetzen sollten, gerieten zwischen 1941 und 1945 in Lebensgefahr, wenn die Bäuerin mehr als ein Auge auf sie warf. Während die hohe Minne soziale Differenzen und Ausbeutungsverhältnisse stabilisierte, bedroht die individualisierte Liebe durch ihre Grenzüberschreitung starre Systeme.

Die Schonung der Liebenden in den Augen einer teilnehmenden, dem Melodram zugeneigten Öffentlichkeit wird zur Häme, wenn beispielsweise die Praktikantin dem Präsidenten schöne Augen macht. Dann zerfällt das Bündnis, der Mann lässt die Frau fallen, an deren Verehrung er zunächst seine Freude hatte. Die Paare bereuen, dass sie sich jemals getroffen haben, und jene, die bereuen sollten, die Störer und Henker der Liebe, blähen sich in ihrer Rechtschaffenheit.

Es liegt nahe, dass jene Liebespaare die besten Aussichten auf eine dauerhafte und von beiden positiv gesehene Bindung haben, die in Alter, Intelligenz, sozialer Schicht, Sprache und Kultur einander ähnlich sind. Was Komplexität vermindert, reduziert auch Missverständnisse, statistisch signifikant, aber ohne verlässliche Aussage für den einzelnen Fall. Ein Paar, das angesichts seiner Konflikte keinen Humor entwickeln kann, wird trotz größter sozialer Nähe scheitern; das interkulturelle Paar, das mit seinen Konflikten spielt und lacht, hat eine bessere Prognose.

Eine gute Partie mit erwartbaren Ergebnissen und der Hoffnung, dass sich die Gefühle schon einstellen werden? Wie öde, wie langweilig. Wer an Illusionen scheitert, findet zum Respekt vor der Vernunftehe. Aber umgekehrt dockt die Sehnsucht nach dem Abenteuer einer Liebe an traumatischen Verunsicherungen an, an dem für eine individualisierte Gesellschaft typischen Wunsch, die eigene Ehe ganz anders und viel »romantischer« zu bauen als das, was ich zwischen den Eltern erlebt habe. So wird soziale Ferne, verbunden mit dem Zwang, Hindernisse zu überwinden, die verborgene Tür, die sich in einer ansonsten für Liebesgefühle undurchdringlichen Mauer öffnet.

Das Motto »Gleich und gleich gesellt sich gern« setzt voraus, dass kulturelle Nähe angstfrei erlebt wird. Das gilt nicht mehr, wenn Erfahrungen in der Familie oder vorangehende Liebesbeziehungen das Selbstgefühl verletzt haben. Das kann zu der paradoxen Folge führen, dass nur »unmögliche« Beziehungen mit einem Maximum an riskanter Ungleichheit gerade noch möglich sind.

Die Liebe zu einem weit entfernten, schwierigen Partner kann das Ich vor Ängsten bewahren, die durch traumatische Erfahrungen in der Ursprungsfamilie entstanden sind. Aber die Gefahr weiterer Verletzungen ist groß. Denn eine derart erschwerte Liebe schafft neue Risiken.

Ein Beispiel ist die zu Beginn der Therapie 35-jährige Sabrina, die sexuelle Beziehungen bisher nur mit Afroamerikanern oder Afrikanern zugelassen hat. Hellhäutige Europäer interessieren sie nicht. Hinter diesem Desinteresse steckt eine seelische Verletzung durch die sexuellen Übergriffe ihres Stiefvaters. Sabrina ist sehr klug und steht auch ihrer Liebeswahl kritisch gegenüber. Es sei kein Wunder, dass solche Beziehungen schiefgehen müssten, die Männer seien ihr nicht gewachsen, ungebildet, große Kinder, sie wollten sie ausnützen, eine Weile gehe das gut, dann müsse sie ihnen den Laufpass geben. Aber es ekle sie vor weißer Haut, da könne sie nicht dagegen an.

In einem zweiten Fall zeigt sich, dass auch der therapeutische »Erfolg«, die Ehe mit einem »passenden« Mann, seine eigene, durchaus problematische Qualität hat.

Die Patientin hatte sich nach einer sadomasochistischen Beziehung zu ihrer Mutter, einer unbewussten Fixierung an ihren Vater und der Entwicklung einer Bulimie ausschließlich für dunkelhäutige amerikanische Soldaten interessiert, die sie in einem Jazzclub kennenlernte. Sie wurde ausgenützt, mit Geschlechtskrankheiten angesteckt, einmal zur Prostitution gezwungen.

Sie begann eine Analyse, um endlich in eine stabile Beziehung zu finden. Während der Therapie lernte sie einen »normalen« Mann, einen Witwer mit einem sechsjährigen Sohn, kennen. Sie beendete die Analyse und heiratete diesen Partner. Sie wollte ein Kind mit ihm, er stimmte zu. Sobald sie Mutter geworden war, verlor sie das erotische Interesse an ihrem Ehemann und überschüttete ihn mit Vorwürfen, er liebe sie nicht so, wie er seine erste Frau geliebt habe. Der Ehemann zog sich zurück und verließ sie, als er eine andere Frau kennenlernte. Sie brauchte lange, um dieses Geschehen in einer weiteren Therapie zu verarbeiten.

In dieser Fallgeschichte lässt sich die »romantische« Qualität des Leidens am Angekommen-Sein fassen. Die Patientin konnte ihren Erfolg nicht ertragen, sie rebellierte unbewusst gegen den endlich gewonnenen Respekt ihrer Eltern vor der »normal« gewordenen Tochter und übertrug einen Teil dieser Wut auf den Ehemann, der nicht wusste, wie ihm geschah, wenn sie gerade in zärtlichen oder idyllischen Momenten wutentbrannt von ihrer Überzeugung sprach, er habe sie nie »richtig«, eben so wie seine verstorbene Frau, geliebt. Dort, wo sie nicht sein konnte, war das Glück.

Wirtschaftlich autonome Erwachsene können kulturelle Differenzen »interessant« finden und mit ihnen leben, solange jeder einen eigenen Bereich hat, in den er sich zurückziehen kann. Diese Situation verändert sich bereits in einem gemeinsamen Haushalt, weit extremer jedoch in der Versorgung von Kindern, in die sich auch die Großeltern einzumischen pflegen.

Oft werden die Spannungen der interkulturellen Ehe in ihrer störenden Kraft nicht realistisch gesehen und bearbeitet, sondern verleugnet. Seit das Paar in einer Wohnung lebt, gibt es viel mehr Streit und weniger Erotik als vorher – aber das liegt nicht an der gewachsenen Abhängigkeit und dem Schwinden an Rückzugsmöglichkeiten, sondern daran, dass die Gemeinsamkeiten zu wenige, die Bemühungen um den Familienaufbau nicht intensiv genug sind.

Ein zweites, ein drittes Kind wird die emotionale Sicherheit schaffen, die gegenwärtig noch fehlt. Schwangerschaft, Geburt, die Aufgaben um die Versorgung von Kindern lenken das Paar von der Entfremdung ab. Diese wird erst dann bewusst, wenn die Aufbauphase der Familie abgeschlossen ist, ohne dass sich die erwartete Beruhigung eingestellt hat und die erotische Nähe des Anfangs wiederhergestellt werden kann. Dann wachsen die Konflikte. Die Bindung an das Geschaffene ist stark, aber der Partner wird als Hindernis erlebt, es zu genießen.

Ihrem Wesen nach respektiert die individualisierte Liebe kein Gesetz außer dem gemeinsamen Entwurf der Liebenden. Wer sich hier nicht fügt und ein anderes Gesetz – etwa das Gebot der Elternliebe, die Standesschranke – über die Liebe stellt, hat sie verraten, ist verloren.

Als Heinrich von Kleist in die Schweiz auswandern wollte, um dort – inspiriert von Rousseau – ein Bauer zu werden, forderte er seine »große Liebe«, Wilhelmine von Zenge, auf, ihn zu begleiten und sein Schicksal zu teilen. Wilhelmine schwankte.

Ihre Eltern sind gegen dieses Abenteuer; sie haben Kleist die Hand ihrer Tochter versprochen, wenn er eine sichere Stelle im preußischen Staatsdienst gewinne. Als Wilhelmine ausweichend antwortet, bricht Kleist den Kontakt ab. Wilhelmine will, dass sie Freunde bleiben. Kleist antwortet, er habe angesichts ihrer Weigerung, ihm in die Schweiz zu folgen, ihr Bild in einem heftigen Kampfe aus seiner Seele entfernt und bitte sie, nicht wieder an ihn zu schreiben.

Kleist hatte schon vorher Freunde und Freundinnen gebeten, mit ihm zusammen zu sterben. Solange sie diese Todesliebe zurückwiesen, hat er überlebt – bis er auf Henriette Vogel traf, die ebenso wie er gemeinsam mit einem geliebten Menschen sterben wollte.

Aus dem Extrem wird oft Wesentliches deutlich, in Kleists Fall die Möglichkeit, durch den gemeinsamen Tod eine Liebe rein zu erhalten, sie von allen Kränkungen zu befreien, die im Alltag unvermeidlich sind. In Kleists Denken rechtfertigt Liebe Mord und Selbstmord – Tötung aus den höchsten Motiven.

Als 1992 der pensionierte General der Bundeswehr Gerd Bastian seine 24 Jahre jüngere Lebensgefährtin Petra Kelly erschoss und sich danach selbst das Leben nahm, machte dieser gemeinsame Tod Schlagzeilen. Nach Kleists erweitertem Selbstmord hatte ein Machtwort des preußischen Königs das Medien-Interesse an dem Fall blockiert und verhindert, dass aus der Tragödie ein Spektakel wurde. In der Moderne ist das unmöglich geworden. Obwohl Kelly öfter gesagt hatte, sie wolle nach Bastians Tod nicht weiterleben, zerbröselte das Bild des gemeinsamen Todes unter diesem Angriff.

> In der Deutung der Feministin Alice Schwarzer ist Gerd Bastian ein Mörder. Deutlicher lässt sich kaum zeigen, wie schnell auch in Europa die romantische Liebe unter den Druck der Helikoptermoral[31] gerät. Von den Deutungen, die Licht in die Ungewissheit über die letzten Minuten von Kelly und Bastian bringen wollten, überzeugt die von Till Bastian am meisten. Der Sohn des Verstorbenen, selbst Arzt, Psychotherapeut und Schriftsteller, vermutet einen Herzanfall Bastians.
> Der schon lange Herzkranke fürchtete zu sterben, erinnerte sich an Petra Kellys Wunsch, lieber vor ihm zu sterben als allein zurückzubleiben, erschoss die Gefährtin im Schlaf und sich gleich danach.[32] Schwarzers Buch ist, wie Till Bastian belegt, voller sachlicher Fehler, aber geprägt von einer klaren Tendenz: Die Vision einer Liebe, die der Trennung in tödlicher Entschlossenheit trotzt, wird zu Missbrauch und Ausbeutung trivialisiert.

## Vom Segen der Ironie

Die romantische Liebe überschätzt die menschliche Fähigkeit, *sich aufzuopfern, ganz für das, was man liebt, in Grund und Boden zu gehen,* von der Kleist in einem seiner Briefe gesprochen hat. In der Moderne bedrücken sie zwei übermächtige Feinde: die Moralisten, die sich mit ignoranten oder besserwisserischen Urteilen von außen einmischen, und die Liebenden selbst, wenn sie es versäumen, den höchsten Anspruch durch Ironie und Humor zu mildern. Das geschieht vor allem dann, wenn das Vertrauen zerbricht und durch die Risse Verlassenheitsängste und Rachewünsche eindringen.

Ist diese Entwicklung unvermeidlich, jenen biochemischen Prozessen vergleichbar, in denen Organismen sich vermehren und dadurch ihr Milieu verändern, bis diese Veränderung sie tötet? Die romantische Liebe, Motor der Individualisierung, hat Beziehungen, soziale Bindungen, die Lebensperspektive schlechthin verändert.

31 Wolfgang Schmidbauer, Helikoptermoral. Empörung im öffentlichen Raum, Hamburg 2017.
32 Till Bastian in Der Stern 30/1993.

Aber sie kann die Liebenden nicht vom Leistungsdenken befreien, im Gegenteil: Sie ist in ihren historischen Bedingungen gefährdet, Anpassungsforderungen in die Intimsphäre zu importieren und durch Überschätzung der narzisstischen Dimension die animalischen Möglichkeiten preiszugeben, sich gemeinsam zu entspannen und in einem von Bewertungen freien Raum zu begegnen.

Indem die Opferbereitschaft der Liebenden für ihr Gegenüber nicht mehr von Konventionen, sondern von diesem Gegenüber selbst reguliert werden soll, kehren neue Bewertungen in das von patriarchalischen Normen gereinigte Haus zurück. Das menschliche Streben nach Kontrolle, um Angst zu binden, wächst unter dem Druck von Ungewissheit.

Die Idealisierung von Selbstlosigkeit und Opfermut bringt die Liebenden dazu, sich gegenseitig ihrer animalischen Energie zu berauben. Indem sie das tun, hoffen sie auf die perfekte Beziehung, wie die Schildbürger auf das haferfrei arbeitende Stadtpferd.

In parteiischen Versuchen, diese Pattsituation aufzulösen, wird romantisches Fühlen politisch unkorrekt. Das hat sich beispielsweise an dem Kampf des ASTA der Alice-Salomon-Hochschule in Berlin gegen das an der Fassade angebrachte Gedicht von Eugen Gomringer gezeigt.[33] Das Geschlechterverhältnis wird zum Minenfeld, wenn Poesie in der neuen Empfindlichkeit, dass »Frauen zum Objekt gemacht werden«, wegzensiert wird.

Die Kontroverse hat sich, wie in Zeiten der Helikoptermoral zu erwarten, hektisch und bösartig entwickelt; aus der jeden sensiblen Autor interessierenden Frage, wie wir unsere Sprache von dem Pol der Ausgrenzung zu dem der Inklusion bewegen können, wurde Polemik mit Zuschreibungen von »Alltagssexismus« gegen den Dichter, Drohungen gegen die »schuldigen« Studentinnen, die doch nur in dem Unterricht gendersensibler Sozialarbeit Gelerntes umsetzen wollten.

---

33 avenidas/ avenidas y flores// flores/ flores y mujeres// avenidas/ avenidas y mujeres// avenidas y flores y mujeres y/ un admirador. Im Jahr 2011 wurde Gomringer der Poetik-Preis der Alice-Salomon-Hochschule verliehen. Die Hochschulleitung hatte veranlasst, dass das Gedicht »Avenidas« an der Südfassade angeschrieben wurde.

Wenn im Sprechen über ein Geschlecht, zwei Geschlechter, viele Geschlechter oder gar keines Distanz und Humor verloren gehen,[34] wird der Verlust des rituell bestimmten Rahmens der erotischen Beziehungen durch einen überhitzten Moralismus kompensiert. In Paartherapien entgleist der Dialog, sobald Partner versuchen, ihr Gegenüber durch eine Armee von Gleichgesinnten zu überwältigen.

»Alle meine Bekannten sagen, dass ich mir viel zu viel von dir gefallen lasse!« »Alle meine Freundinnen finden deine sexuellen Ansprüche unappetitlich!« In dieser Weise als Masse zu sprechen wird zur Treibjagd auf die scheue Empathie. So wird in dem Versuch, die eigene Vorstellung von Liebe zu retten, deren Fundament gefährdet.

Die Betroffenen fürchten den Liebesverlust, der durch Angst vor einer Moral verstärkt wird, welche die eigenen Bedürfnisse entwertet. Der Verdacht liegt nahe, dass auch die Männer von Boko Haram und die Taliban glauben, eine alte Ordnung wiederherzustellen. Sie kämpfen gegen die Schulbildung von Mädchen, dahinter aber vor allem gegen ihre persönlichen, der drängenden Individualisierung geschuldeten Ängste. Ihre Gegner sind nicht, wie sie meinen, die Kreuzritter des Westens. Es sind ihre Söhne und Töchter.

## Auf dem Weg zur Kälte

Die menschliche Entwicklungsgeschichte lässt sich als wachsende Abkühlung unserer Leidenschaften verstehen. Unseren Geist prägte ein Prozess, in dem Werkzeuge nicht nur geschaffen, sondern auch festgehalten wurden. Das festgehaltene Werkzeug schuf sich sein Gehirn, das mehr und mehr zum vorausschauenden Planen fähige Gehirn schuf neue Werkzeuge. Sie machten den Menschen mächtiger, indem sie Macht über ihn gewannen.

In Homers Dichtungen ist die Abkühlung der Leidenschaft durch

34 In W. Schmidbauer, Helikoptermoral. Empörung, Entrüstung und Zorn im öffentlichen Raum, Hamburg 2017, wird auf S. 66 ff. ein verwandter Fall untersucht, der sich an der Universität Passau abspielte. Dort ging es um die Kritik einer Gleichstellungsbeauftragten an einem scherzhaft gemeinten Wettbewerb in dem bayerischen Brauch des »Fensterlns« – und die folgenden Exzesse an Humorlosigkeit und Intoleranz.

Voraussicht und Reflexion bildhaft dargestellt: Der gekränkte Achill will im Zorn den Feldherrn Agamemnon erschlagen. Die Vernunft in Gestalt von Pallas Athene hält ihn am Haarschopf zurück. Odysseus will den Gesang der Sirenen hören, obwohl er weiß, dass sie den Bezauberten an ihr Ufer locken und zerfleischen. So lässt er sich an den Mastbaum binden und verstopft den Gefährten die Ohren.

Wo Menschen von der Hand in den Mund leben, unbeschwert von Besitz, kommt die Angst mit dem Hunger und verschwindet mit der Sättigung. Sie erwacht im Anblick des Tigers und verschwindet, wenn ein sicherer Ort erreicht ist.

Wenn die Kontrollmöglichkeiten wachsen, verwandelt sich die Angst. Ein Werkzeug, das uns schützt, nährt, gegen Feinde hilft, kann verloren gehen. Verlustangst gab es schon immer: Das lange Zeit abhängige Menschenkind braucht einen starken Affekt, der es an schützende Erwachsene bindet. Aber je mehr Menschen zu verlieren haben, desto mächtiger muss die Verlustangst werden. Noch nie hatten so viele Menschen so viel zu verlieren wie in der Konsumgesellschaft. Es gibt mehr begehrenswerte Güter, mehr Anleitungen zum besseren Leben denn je – und mehr Ängste.

In der modernen Gesellschaft wird die Angst aus einer Leidenschaft unter vielen, augenblicksgebunden wie die anderen Affekte, zu einem kalten Dauerzustand, den wir für »normal« halten, weil er dafür sorgt, dass wir funktionieren. Ohne diesen Normalzustand würden die Ängste unerträglich. Spätestens seit Rousseaus Kritik an den besitzenden Gesellschaften und Freuds »Unbehagen in der Kultur« können wir die Frage nicht mehr abweisen, *ob der Ertrag an Sicherheit den Aufwand lohnt.* Die Entwicklung hat sich durch Rousseau so wenig aufhalten lassen wie durch Freud. Die seelische Belastung wächst; seit wir um Artensterben, Klimawandel, Umweltverschmutzung wissen, wird die Normalität des scheinbar besten Lebens aller Zeiten zum Totentanz.

Das Glück durch den Erwerb begehrter Waren betäubt die Angst für kurze Zeit und steigert ihre Macht auf lange Sicht. Wenn wir es nicht haben, verspricht uns der Kauf ein gesteigertes Lebensgefühl. Die Steigerung verblüht schnell, die Angst aber bleibt, den Glücksgewinn zu verlieren.

So sind wir vorbereitet auf das Liebesparadox der Konsumgesellschaft: Die Menschen werden bedürftiger nach Liebe – und es fällt ihnen gleichzeitig schwerer zu lieben. Wehleidigkeit im Verhältnis der Geschlechter wächst. Sie verbindet sich mit einer Konkurrenz um die Opferrolle. Im Hintergrund melden sich Strategien der Vermeidung von Spontaneität, Delegationen des Sinnlichen an das Virtuelle. Die Erosionen der Liebe behaupten, sie zu verbessern, ähnlich wie EU-Verordnungen den Rohmilchkäse.

In einer sexuellen Begegnung kann vieles schiefgehen. Und während die Romantiker glauben, dass vor den Gefahren der Liebe nur die Liebe selbst schützen kann, ist in der Moderne das Misstrauen in die Liebe ebenso gewachsen wie das Bedürfnis nach ihr. Der Mythos der romantischen Liebe ist so lebendig wie eh und je, vielleicht sogar noch faszinierender, weil sich in entzauberten Zeiten so wenig andere Mythen erhalten. Aber die Krisen werden nicht mehr auf der Insel der Aphrodite selbst bewältigt. Zeus hat abgedankt, der den Eidbruch Liebender nicht bestrafte. Am Hafen von Kythera blinken die Messingschilder der Anwälte.

Gleiche Rechte für Frauen lassen sich nicht ohne Schranken für männliche Privilegien gewinnen. Das starke und das schwache Geschlecht sind zur ironischen Redensart geworden, jede Stärke ist anfechtbar. In vielen Individuen der Konsumgesellschaft wächst die Sehnsucht nach einem kindlichen Zustand, in dem sie aus den Anforderungen des erwachsenen Lebens aussteigen können.

Kindlich ist auch der Wunsch, den richtigen Partner, die richtige Partnerin zu finden, als könnten wir uns die ängstigende Annäherung an ein fremdes Wesen ersparen, das wir verstehen lernen, mit dem wir Austausch üben. Sobald Liebende einander mit der Haltung begegnen: Ich bin normal, warum bist du nicht so wie ich?, sind Enttäuschungen vorprogrammiert und werden zur Machtfrage. Die Versuchung wächst, sich als Opfer eines defekten Partners zu fühlen. Nicht mein Mangel an Forschungsgeist, sondern die Differenz des Gegenübers zu meiner Norm soll jetzt das Ärgernis sein.

Ohne Zeugen zusammen zu sein, die Beziehung frei und gleichberechtigt zu entwickeln, die Grundvoraussetzung der modernen Liebe, ist für beide Geschlechter gefährlich. Jeder Mann ist ein Vergewaltiger, jede Frau eine Rächerin, die den Mann nach Lust und Laune des Übergriffs verdächtigt und vor Gericht bringt. Freilich müsste hier vor *Vergewaltiger* und *Rächerin* »potenziell« stehen. Wo aber die Angst regiert, herrscht immer das *worst case scenario.* Beide Geschlechter haben die Möglichkeit, das Selbstgefühl des Gegenübers zu zertrümmern.

Diese Gefahren mögen sich durch Mut und durch intensive Kommunikation besiegen lassen. Aber während das Vertrauen in die Liebe erkämpft werden will, hängt an jedem Baum eine Schlange und flüstert: Wozu die Mühe? Du kannst es bequemer haben, virtuell, setzt dich vor den Schirm, nimm die Bilder, spiel heute den Drachenkampf und morgen Romeo und Julia!

Der Gegensatz von Kälte und Wärme, von Angst und Offenheit prägt unsere Beziehungen. Es ist der große Fortschritt der romantischen Liebe, dass sie sich hier alle Geschlechter gleich einflussreich wünschte – und das hat einen Preis. Erst einmal müssen die Ängste gerecht verteilt werden, dann haben wir auch eine Chance, in den Anspruch einer gegenseitigen Offenheit hineinzuwachsen.

Die Kälte des Mannes, der Sex erzwingen will, wurzelt in Ängsten, nicht jedes Mal, wenn sein Narzissmus es gebietet, sich der Macht seines Phallus zu vergewissern. Die Kälte der Frau wurzelt in ihrer Angst vor der Kälte des Mannes, der ihr Bedürfnis nach Einfühlung nicht wahrnimmt und sie sexuell benutzen will. Andere Formen von Kälte und Wärme gibt es entlang der Variationen des Regenbogens, in dem sich die zwei Geschlechter auflösen können und die alten animalischen Sehnsüchte neue narzisstische Formen finden.

Die ängstliche Beobachtung eines Gegenübers hat immer auch einen feindseligen Aspekt und bestätigt sich durch das mitgebrachte Misstrauen. Sexuelles Interesse ist ein Motor für Kontakt, für Zusammenarbeit, für Wärme. Wer lernen muss, sich vor diesem Interesse zu fürchten, weil er es als politisch unkorrekt erlebt, gerät in eine Geisterwelt. Die Betroffenen erwarten nicht mehr, aus erotischer Wärme heraus einfühlend und korrekt behandelt zu werden.

Über Liebesdinge urteilte zu Zeiten Boccaccios ein Liebesgericht. In der Zivilgesellschaft sollten es ordentliche Gerichte sein, die einen Prozess mit unparteiischer Beweisaufnahme führen. Bei Prominenten werden vor ihnen die Medien in Anspruch genommen. Sie sind Kläger, Richter und Henker in einem.

Anwälte einer lüsternen Öffentlichkeit nehmen den Opfern das Erlittene weg und rächen es an den denunzierten Tätern. Die Geste der Entrüstung ist in den Medien selbstverständlich geworden. Sie braucht keine Begründung; rechtfertigen muss sich, wer sie nicht teilt.

Der Mantel des Schweigens hat sicher manches erstickt, anderes gewärmt. Vor die Wahl gestellt, Würde durch Schweigen zu wahren oder eine Vertuschung anzugreifen, ist doch klar, wessen berufliche Interessen das Schweigen antastet, wer sich also im Kampf gegen die Vertuschung hervortut und behauptet, das Licht der Öffentlichkeit sei immer eine Wohltat. Nicht weil es für Betroffene ungesund ist, sondern weil es den Medien keinen Stoff gibt, hat Schweigen heute einen derart schlechten Ruf.

Eine Beziehung, die Grenzen überschreitet, kann in einer Welt der Entrüsteten nicht Liebe sein. Der kreative Raum, in dem noch unklar ist, wie die Sache ausgeht und den etwa Freud mit seinem Wort von der Inkommensurabilität (Unvergleichbarkeit) der Liebesangelegenheiten verteidigte, wird aufgehoben.

Wer Schwächere sadistisch überwältigt, gleichgültig ob durch Drohung oder Gewalt, begeht ein Verbrechen. Am schwierigsten zu finden sind wohl Antworten auf die Frage, was in den Fällen stattgefunden hat, in denen ein Teil nach Jahren Klage erhebt. Wenn Erotik ihren Möglichkeiten nach zwei Menschen sowohl verbindet wie verändert, werden auch die Bewertungen des Ganzen durchlässig und sehen nach dem Scheitern von Erwartungen anders aus als zuvor.

Jeder fühlt für beide, beide fühlen für einen. Wenn alles gutgeht, beginnt es so und entwickelt sich im Dialog weiter. Aber es kann auch anders kommen. Es ist für den modernen Menschen in einer von Regeln geordneten und mit verführerischen Vereinfachungen lockenden Welt eine tiefe Kränkung, sich getäuscht zu sehen. Je sicherer unsere Welt durch Wissenschaft und Bürokratie geworden ist, desto weniger ertragen wir echte Überraschungen, desto weniger können wir Kränkungen als Teil des Lebens akzeptieren. Wir fühlen uns schuldig, wenn uns etwas nicht gelingt. So kommt es, dass über eine Liebes-Enttäuschung Gekränkte so nachtragend sind.

Angst und Lust haben ein kompliziertes Verhältnis. Sie verbinden sich manchmal zur Angstlust, die von einem Zweig der Freizeitindustrie bedient wird: Achterbahnen, Bungee-Sprünge, schwarze Skipisten, Designerdrogen. Auch riskanter Sex hat seinen eigenen Reiz. Was das Gesetz als sexuellen Übergriff verbietet, hat diese Faszination des Abenteuers für die Beteiligten – zu Beginn. Wo alle sagen, tu es nicht, wo die Gazetten voll sind mit Beschreibungen, wie böse das enden wird – wie reizvoll! Vielleicht schaffe *ich* es ja!

Svenja Flaßpöhler[35] hat dieses Missverhältnis herausgearbeitet. Eine Frau, die ihre eigene erotische Kraft kennt und sich ihrer Macht zu verführen bewusst ist, wird völlig anders mit den angeprangerten Situationen umgehen. Wo Neugier und Begehren gemeinsam die Angst vor dem Ungewissen neutralisieren, die jeder Schritt in das Reich des Eros mit sich bringt, entsteht etwas wie sexuelle Abenteuerlust. Das erotische Abenteuer wird gesucht und genossen, wo es sich finden lässt. Manche Menschen lernen diese Stimmung nie kennen; andere durchleben sie während der Adoleszenz und finden später, dass sie zum erwachsenen Leben und zur Verantwortung für Kinder nicht passt, wieder andere werden süchtig nach Abenteuern und benötigen sie im Sinn einer manischen Abwehr, wie Don Giovanni in der Oper von da Ponte und Mozart.

Auf diesem Weg ist freilich die beruhigende Symmetrie nicht zu finden, welche Liebebeziehungen stabilisiert, in denen sich die Partner spiegeln: Treue gegen Treue, Verlässlichkeit gegen Verlässlichkeit, was eben auch heißt: Verzicht gegen Verzicht.

Frau A. ist überzeugt, dass sie ohne gelegentliche Abenteuer nicht leben kann, sie wird dann depressiv. Auch Herr A. würde dann keine Freude mehr an ihr haben. Herr A. hingegen fühlt sich jedes Mal verraten, wenn er eine ihrer Nebenbeziehungen entdeckt, er schläft kaum, nimmt ab und droht, sie zu verlassen, weil sie

35 Svenja Flaßpöhler, Die potente Frau. Für eine neue Weiblichkeit. Berlin 2018.

fremdgegangen ist. Sie will ihn nicht verlieren und schwört, von ihren Abenteuern zu lassen, wenn er ihr nur verzeihe und bei ihr bleibe. Nach dem achten Zyklus von Abenteuer, Drohung und Schwur will Herr A. den Schwur nicht mehr glauben. Beide sind verzweifelt.

Sexualität ist Angstquelle und Angstarznei. Wer in die erotische Erregung eintaucht, vergisst die Gefahr, die Depression. Wo die Angst vor dem Tod um sich greift, wie zu Pestzeiten oder im Krieg, lockern sich Sexualverbote. Es ist wie in einer belagerten Stadt: Die Sklaven werden befreit, um die Mauern zu verteidigen.

In der romantischen Liebe sind das Animalische und das Narzisstische, sind Zärtlichkeit und Erotik verschmolzen. Aber diese Legierung ist nicht stabil. In einer günstigen Entwicklung festigt die gemeinsame Erotik den zärtlichen Umgang; in einer ungünstigen reißt der Absturz der Erotik auch die Zärtlichkeit in den Abgrund; es bleibt nur noch das Gefühl, schlecht weggekommen zu sein.

Der Beitrag der Konsumgesellschaft ist die Phantasie, dass ich ein Recht auf gute sexuelle Erfahrungen habe; wenn ich sie nicht finde, muss ich mich entweder selbst schuldig fühlen oder einen Schuldigen finden. So teilt sich der Inhalt des erotischen Hexenkessels in einen Profiteur, dessen Erwartungen sich erfüllt haben, und einen von diesem Profiteur Geschädigten, dem Schadensersatz zusteht.

Seit der Jahrtausendwende erschüttern Krisen die Industriegesellschaften. Die ökologische Instabilität lässt sich nur noch mühsam verleugnen. Ein Klima wachsender Angst begünstigt defensive Strukturen.

Parallel zur defensiven Medizin und zum Verbraucherschutz entsteht eine defensive Liebe. Und wie in den anderen Fällen erhebt sich die Frage, ob die Nachteile dieser defensiven Haltungen nicht schwerer wiegen als die disziplinierenden Wirkungen.

In der »Zauberflöte« verliebt sich Tamino in das *Bild* der Tochter, die er befreien soll. Als sich die beiden zum ersten Mal erblicken, ist die Liebe da, so intensiv, dass sich Pamina ein Leben ohne Tamino nicht mehr vorstellen kann. Anders Papageno und Papagena: Ihre Beziehung beginnt als animalischer Kompromiss; ehe Papageno gar keine Frau abbekommt, nimmt er auch eine hässliche. Berechnend schwört er ewige Treue – *bis ich eine Schönere finde!* Dann verliebt er sich doch, weil er erkennt, dass Papagena just so ist wie er. Wie die abgewiesene Pamina droht auch Papageno, sich umzubringen, weil er nicht mehr ohne Papagena sein kann.

Am Ende ist alles gut; die Liebenden sind vereint und alle haben vergessen, wie wenig gefehlt hätte, und unter dem erhängten Papageno läge die erdolchte Pamina. Liebe führt in Extreme. Sie hat aber auch die Macht, Gespenster zu vertreiben.

Bereits im ältesten Epos, das wir kennen, der Sage von Gilgamesch, war der unzertrennliche Freund-Geliebte des Helden, Enkidu, als sein Feind geschaffen und wurde doch nach tagelangen, erbitterten Kämpfen sein Freund. Die Liebenden fallen sich in die Arme? Nein, sie sind kratzbürstig, widerspenstig, verfeinden sich, schlagen sich, bis endlich einer dem anderen die Liebe aufzwingt. Der Cowboy küsst die Frau, sie sträubt sich, er küsst fester, sie schmilzt in seinen Armen und küsst leidenschaftlich zurück?

Solche Szenen wecken nicht erst seit der #MeToo-Bewegung Misstrauen. Sie stehen für Übergriff und Machtmissbrauch. Die Richtung, in der die schnelle Moral der Medien und die langsame der Gesetzgebung marschieren, ist eindeutig: Es ist verboten, ein »Nein« in der Liebe als verborgene Zustimmung zu deuten.

Gemessen an den Bedürfnissen der Menschen ist Justiz das kleinere Übel, ihr Monopol erträglich, wenn das größere Übel des Faustrechts mitbedacht wird, in dem der Vergewaltiger straffrei bleibt. Sobald jede leidenschaftliche Aktion erst einmal nach ihrer Lizenz fragen muss, legt sich, wie Öl auf die Wellen, eine dämpfende Schicht auf die Leidenschaften.

Ich habe einmal während der Hochblüte der Selbsterfahrungsgruppen verfolgt, wie ein Psychologe ein schüchternes, ihn anhimmelndes Gruppenmitglied zum Abschied nach Gruppenende auf den Mund küsste. Dann löste sich die Gruppe auf. Der Leiter fuhr mit dem Taxi zum Bahnhof, die Geküsste wanderte zurück in ihre Wohnung. Sie konnte tagelang nicht schlafen und kam später mit den Symptomen einer Angstneurose in Behandlung.

Der Leiter erfuhr davon. Sein Kuss sei rein freundschaftlich gewesen. Sie sei in ihn verliebt gewesen. »Mit dem Kuss wollte ich sie trösten!« Sie hingegen fand den Kuss verletzend, der Psychologe habe sie nicht respektiert, er habe sie beschämt, sie für eine Person gehalten, *mit der man das machen kann.*

Hätte der Gruppenleiter nicht wissen müssen, erkennen können, dass die Klientin die mehrdeutige Geste anders auffassen würde als er? Die Gruppe bewegte sich im Kielwasser der 68er-Jahre, der »Befreiung« von Körperkontakt und Erotik. Aber es ist für die verletzte Frau kein Trost, dass sie sich nicht mitreißen ließ.

Der Kuss verletzte einen Kontext, der sich im Lauf der Gruppenarbeit etabliert hatte. Er lässt sich auf die Formel bringen: *Ich werde von diesem Mann verstanden.* Für ihn war es ein Abschiedskuss, für die Geküsste ein Übergriff, der zerstörte, was sie während der Gruppe gefühlt hatte. Sie war der Möglichkeit begegnet, sich mit einem Mann geborgen zu erleben und sich nicht mehr, wie es traumatische Erfahrungen ihrer Kindheit nahelegten, durch Misstrauen und Distanz vor Verletzungen zu schützen.

Die evolutionäre Legierung von animalischem Trieb und empathischer Mutter-Kind-Bindung bedeutet, dass Liebe selten halten kann, was sie versprochen hat. Wo wir uns dem Pol der sexuellen Leidenschaft nähern, verlieren wir die Empathie; wo wir uns zur Empathie hin verlangsamen, riskieren wir die Leidenschaft. Wir können schwerlich gleichzeitig mitreißend sein und geduldig herausfinden, was unser Gegenüber braucht, was ihm guttut, was ihm nicht bekommt.

Die anfällige Konstruktion der Liebe macht sich in der ganzen Tiefe ihrer Widersprüche erst in einer Gesellschaft bemerkbar, die sich zunehmend individualisiert. Erst in ihr werden die grenzenlosen Welten der Leidenschaft ebenso wie die der Erwartungen an Fürsorge und Verständnis »befreit«. Liebende weiten ihre Phantasie zu großen Erwartungen; entsprechend heftig werden sie enttäuscht.

Elena Ferrante hat in den vier Bänden über *L'amica geniale* die Verwüstungen beschrieben, welche der Zusammenbruch des Glaubens an die Vereinbarkeit von Leidenschaft und Bindung auslöst. Der bisher verständnis- und rücksichtsvolle Verlobte vergewaltigt seine Braut in der Hochzeitsnacht, weil sie sich ihm wegen einer in seinen

Augen bedeutungslosen Respektlosigkeit verweigert. Sie kann ihm nicht verzeihen, dass er sie nicht verstanden hat; er zerstört durch seine Gewalt die gemeinsamen Hoffnungen auf ein besseres Leben. In wenigen Stunden wird aus dem verheißungsvollen Beginn eine viele Jahre währende Leidensgeschichte.

Um den Humor zu finden, ohne den das Ideal unerträglich wird, benötigen wir Zeit und Geduld. Die Paaranalyse bringt ein ironisches Element in die romantische Liebe. Im besten Fall hilft sie dem Paar, das bisher in Vorwürfen vertiefte Kränkungsgeschehen zu überwinden und zu den Augenblicken zurückzukehren, die den Beginn ermöglichten. Daher sehe ich auch den verhängnisvollen Fehler in dem Kuss des Psychologen nicht in der Aktion selbst, sondern in dem Versagen, zu klären, wie wenig die von ihm beabsichtigte Botschaft dem Erleben der Geküssten entsprechen konnte.

Freilich könnte dieser Einwand weitergedacht werden und zu dem Ergebnis führen, dass grundsätzlich nicht geküsst werden soll, wo professionelle Rollen und/oder Machtunterschiede im Spiel sind. Aber ich will mich zu dieser asketischen Haltung nicht ganz überzeugen. Es ist zu simpel, sich grundsätzlich auf die Position zurückzuziehen, dass uns Regelwerke vor den Widersprüchen der Liebe schützen.

Der Gedanke, dass die romantische Liebe durch Ironie erträglich wird, enthält auch den Versuch, Liebenden die Macht zurückzugeben, die ihnen die Helikoptermoral raubt. Liebende können lernen, sich zu verständigen und sich gemeinsam zu entwickeln. Dafür müssen sie die Illusion loslassen, dass *einer* von ihnen das Richtige, Gültige in der erotischen Szene *weiß*. Wenige Klischees richten so viel Schaden an wie der feste Glaube, dass Liebende einander ohnehin verstehen und die Mühen der Verständigung nicht nur entbehrlich sind, sondern von minderem Wert, ein Makel der Liebe und damit auch des Ego. Ein schönes Beispiel für den liebevoll-ironischen Ausklang einer lange Zeit von Kampf und Rechthaberei geprägten Beziehung hat Ingmar Bergman im letzten, sechsten Kapitel seines Films »Szenen einer Ehe« geschaffen. Die bisher von Idealisierung und Entwertung geplagten (und einander quälenden) Partner können sich jetzt trösten. Sie leben ihre Liebe auf der Basis ihrer animalischen

Anziehung und verzichten darauf, an sich und ihr Gegenüber Perfektionsansprüche zu stellen.

Emotionen haben keine Götter mehr. Sie sind weder objektiv nachweisbar noch juristisch relevant. Vertrauenswürdig sind Kontrolle, Beleg und Beweis. Lust soll in einer diskursiv funktionierenden Zentrale nachfragen, ob sie fortfahren darf. Sie hat sich der rationalen, belegbaren Kommunikation zu unterwerfen. Eine Sprache, die der Leidenschaft folgt und deren Vorrang vertritt, wird von jetzt an verdächtig.

Das soeben noch Gefühlte verliert sich auf dem Weg zum Wert. Politische Gruppen überbieten sich in ihrem Regulierungseifer. Gleichzeitig beobachten wir in den letzten Jahren eine wachsende Bereitschaft, im eifernden Urteil Höflichkeit und Diplomatie zu vernachlässigen.

Die Neigung zum hastigen Bewerten ist ebenso wie das Schwinden des Respekts vor der Unschuldsvermutung ein Zeichen dafür, dass die Macht der Angst wächst. Der Zusammenhang zwischen dem schnellen Bewerten und der Abwehr von Ängsten ist nicht offensichtlich, aber unschwer zu rekonstruieren.

Wer eine Situation nicht auf sich wirken lässt, ersetzt die Möglichkeit, etwas Neues zu erfahren, durch die Gewissheit, dass er bereits weiß, worum es geht. Rassismus und Fanatismus funktionieren auf diese Weise. Wer anders ist, ist Feind, alles ist klar, ich brauche nichts mehr zu verstehen. Ich darf vermeiden, und solange ich vermeide, fühle ich mich sicher.

Als die Schauspielerin Adele Haenel 2020 behauptete, wer Polanski einen Preis gebe, spucke in das Gesicht seines Opfers, wehrte sich Samantha Geimer[36], das Opfer des damaligen Verbrechens, vehement. »Von allen Frauen einzufordern, die Last des Missbrauchs, aber auch der Empörung der ganzen Welt für alle Zeiten zu tragen, heißt, all jenen ins Gesicht zu spucken, die sich erholt und das hinter sich gelassen haben!« Wer so mit Opfern umgehe, missbrauche sie ein zweites Mal im Dienst einer moralischen Obsession, die ihren Zweck

36 2013 veröffentlichte Samantha Geimer ihre Autobiographie »The Girl: A Life in the Shadow of Roman Polanski«.

verfehlen müsse. Das Verhältnis zwischen Frauen und Männern werde sich nicht verbessern, wenn Fehler niemals verziehen und Entwicklungschancen geleugnet würden.

Eros ist ein Dämon, er wirft ein flackerndes Licht. Nie wird über das einzelne Schicksal und seine Unwägbarkeiten hinaus Sicherheit möglich sein, dass Samantha Geimers Leben durch die Begegnung mit dem Filmemacher ärmer oder reicher wurde, hässlicher oder schöner. Es gibt nur im Blick des Juristen, nicht im Erleben der Menschen zwei säuberlich getrennte Schubladen, die eine für verboten, die andere für erlaubt, die eine für Missbrauch, die andere für Erotik.

Wenn der angehimmelte Künstler sich als gemein und triebhaft erweist, ist das übel genug. Aber können wir daraus ableiten, es wäre auf jeden Fall besser gewesen, die Begegnung hätte nie stattgefunden? Das kalte Denken sagt: Ja, auf jeden Fall. Das warme Denken sagt: Es kommt darauf an, wie sich die Sache entwickelt. Der Täter hat ein Verbrechen begangen. Das Opfer aber begeht kein Verbrechen, wenn es sagt: Ich kann selbst entscheiden, wie ich mein Schicksal gewichte, welche Einschränkungen, welche Chancen ich aus dem Erlebten gewinne.

## Von der romantischen Liebe zur negativen Bindung

Eva Illouz hat sich mit dem *enemy within* der romantischen Liebe beschäftigt: mit der Begehrlichkeit des Kapitalismus, sich diese Kraft anzueignen und sie in seine Dienste zu stellen. Wo die traditionellen Feinde der romantischen Liebe mit Verboten arbeiten, geht es hier um falsche Freunde.

Die Trivialisierung erotischer Gefühle in der Konsumwerbung zwingt die Liebenden, entweder zu schweigen oder Zuflucht in ironischen Redeformen zu suchen. Nach ihren ersten Arbeiten beschäftigte sich Illouz[37] mit den Motiven »negativer Bindungen«, sozusagen dem Loch im Herzen, in dem früher einmal Amors Pfeil steckte:

37 Eva Illouz, Warum Liebe endet. Eine Soziologie negativer Beziehungen, Berlin 2018.

*In negativen Bindungen sind andere Menschen Mittel zur Selbstentfaltung und zur Bestätigung der eigenen Autonomie – nicht Gegenstand von Anerkennung.*

Im traditionellen Modell begann Liebe mit schwärmerischer Begeisterung und mündete irgendwann in Sex oder erfüllte sich in reiner Sehnsucht. In der vom Smartphone und seinen Kontakt-Apps geprägten Konsumgesellschaft *beginnen* die Beziehungen mit Sex und quälen sich danach, mehr oder weniger von Ängsten begleitet, mit der Herausforderung, Gefühle und etwas wie die Idealisierung des Liebesobjekts zu finden – angebetet, einzig, richtig und etwas *fürs ganze Leben* zu sein. Die Sehnsucht nach dieser romantischen Idealisierung ist verbreitet, aber sie findet ihr Ziel so mühevoll wie der Sperber im Vogelschwarm seine Beute.

Denn neben der Aufbauarbeit an der »richtigen« Beziehung locken Abenteuer, die unverbindlich das Selbstgefühl bestätigen. Im Werbespot eines Internetportals spricht die smarte Frau den ebenso smarten Bettkumpan mit einem falschen Vornamen an. Ein Schritt zu mehr Gleichberechtigung? In der Praxis, sei es die des sozialwissenschaftlichen Interviews oder des Behandlungszimmers der Psychoanalytiker, kommen Frauen schlechter mit den Folgen der sexuellen Freiheit zurecht.

Während früher die weibliche Sexualität kostbar war und vom Mann mit entsprechendem Aufwand an Mühe, Geschenken und Werben erobert werden musste, ist sie heute billig. Die *Abschleppkultur* kommt Männern entgegen und macht Frauen Mühe: Sie produziert Ungewissheit. Frauen verwenden nun sehr viel Zeit darauf, zu entziffern, was sich hinter dem sexuellen Interesse der Männer verbergen könnte.

Was gezählt werden kann, wird auch gezählt: Männer haben in den digital angebahnten Kontakten erheblich mehr Orgasmen als Frauen. Gelegenheitssex ist eine Dienstleistungstransaktion, ganz wie Geld für Karl Marx, ... *weil es Waren austauschbar macht ... werden Menschen warengleich subsumiert unter der Währung der orgastischen Lust«.*[38]

38 Eva Illouz, Warum Liebe endet, S. 114.

Das begünstigt die phallische Position der Männer und legt es Frauen nahe, diese zu kopieren, wie es die Gründerin einer Sexarbeiterinnen-Organisation in den USA belegt. Margo St. James: »*Ich war schon immer der Ansicht, dass Huren die einzigen emanzipierten Frauen sind. Wir sind die Einzigen, die das absolute Recht haben, so viele Männer zu ficken, wie Männer Frauen ficken.*«[39]

Illouz zieht Parallelen zwischen negativen Beziehungen und dem *skopischen Kapitalismus*, womit die durch Bilderfluten geprägte Konsumgesellschaft gemeint ist. Heute treffen Menschen direkt aufeinander, ohne dass Familien oder Freundeskreise zu Wort kommen. Sie tun es mit Hilfe von Technologien, deren Ziel gesteigerte Effizienz ist. Sie orientieren sich an Prägungen des Lebens durch Tausch, Zeiteffizienz und hedonistisches Kalkül – charakteristischen Merkmalen des fortgeschrittenen Kapitalismus.

Der postmoderne Kapitalismus profitiert von Ungewissheit (etwa im Handel mit Derivaten) und favorisiert Praktiken der Nichtbindung – die schnelle Erzeugung und den ebenso schnellen Bruch von Loyalität. Spontan geht ein Mensch – ich frage mich, ob ich dazusetzen muss: höheren Alters – davon aus, dass er *besser* behandelt wird, wenn er das Vertrauen aufgebaut hat, ein verlässlicher Geschäftspartner zu sein. Im orientalischen Basar bekommt der Vertraute die Ware günstiger als der Unbekannte. Marketing-Strategen im Konsumkapitalismus machen es genau umgekehrt: Je neuer der Kunde, desto besser das Angebot. Wer ständig bereit ist, eine Geschäftsbeziehung aufzugeben, Bindung zu ignorieren, wird belohnt.

Treue zur vertrauten Bank, zum langjährigen Provider für Telefon und Internet kostet höhere Gebühren; wer wechselt, kommt günstiger weg. Liberale Politiker kritisieren wechselfaule Bürger ob ihrer Treue zu vertrauten Anbietern, weil so der Wettbewerb nicht greifen kann.

Wo Einzelne angesichts der Komplexität der Moderne nur noch einen Bruchteil der Personen, Dienstleistungen oder Waren einschätzen können, wird Vertrauen ein Mechanismus, um soziale Kom-

39 Eva Illouz, Warum Liebe endet, S. 114.

plexität zu reduzieren, eine »riskante Vorleistung« (Niklas Luhmann). Wo die Vernunft an Grenzen stößt, weil alles unübersichtlich ist, schenkt Vertrauen die intuitive Entscheidungsmöglichkeit. Wo sich Misstrauen als ökonomische Tugend in den Vordergrund drängt, müssen wir uns nicht wundern, wenn beispielsweise Wähler den Politikern nicht mehr trauen und *alle* Institutionen in den Verdacht geraten, korrupt zu sein.

Freud war von den nicht auflösbaren Widersprüchen von Natur und Kultur schlechthin überzeugt; Illouz sieht einen ähnlich tragischen Konflikt zwischen dem Fortschritt zu hedonistischer Freiheit und den Beziehungsbedürfnissen der Menschen, die sich im Streben nach Autonomie bindungslos verhalten und vereinsamen, wenn sie auf dem Kontaktmarkt keine Chancen mehr haben. In einer Welt negativer Beziehungen ringen die Akteure mit der Undefinierbarkeit ihrer eigenen Rolle und ihres Lebens.

Sie suchen nach Übersicht und Vereinfachung, indem sie das Leben fragmentieren, es in einzelne Events zerlegen[40] oder indem sie regredieren und die genitale Ebene verlassen, die als einzige mit der romantischen Liebe vereinbar ist. Empathie und der Austausch von Aufmerksamkeit sind kompliziert. Die Regression auf die phallische Phase ermöglicht eine einfachere Orientierung und verbindet die Befriedigung durch den Abschleppsex mit der ähnlich strukturierten Befriedigung durch eine Droge oder eine idealisierte Ware.

40 Vgl. Harald Pühl und Wolfgang Schmidbauer (Hrsg.), Eventkultur, Berlin 2009.

# Schluss

Ich habe mich oft gefragt, ob nicht Roman, Drama und Drehbuch mehr zum Verständnis der Liebe beitragen als psychologische Modelle, die stets Gefahr laufen, selbstversteckte Ostereier zu finden. Verglichen mit dem Reichtum an Nuancen und Zusammenhängen, den Erzählungen[41] vermitteln, wirkt die psychodynamische Analyse karg: die Spiegelung der Kindheit im Liebesritual, das Streben nach Wiedergutmachung, verheißungsvolle Illusion und grausame Enttäuschung.

Eine sachliche Darstellung fasst Beobachtungen zusammen und führt schneller und konsequenter zu einem ersten Verständnis, aber sie vereinfacht auch und überschätzt sich vor allem dann, wenn sie sich in den Nimbus einer exakten (Natur-)Wissenschaft kleidet.

Das hier vorgelegte Modell der animalischen und narzisstischen Komponenten von Liebesbeziehungen entwickelt die vertrauten Gegensätze von Neigung und Pflicht (Kant, Schiller), Trieb und Gewissen, Es und Überich (Freud) in eine Richtung fort, die den menschlichen Dünkel in Frage stellt, sich das Animalische zu unterwerfen, sich über die Tiere zu erheben und zu leugnen, dass wir von ihnen lernen können.

Bei Freud ist das Es zeitlos, unstrukturiert, ein chaotisches Gemisch aus Eros und Todestrieb, das von den vernünftigen Ich-Kräften reguliert werden muss. In der Therapie soll aus Es Ich werden; Freuds Vergleich dazu ist die Trockenlegung von Sümpfen. Ich habe

41 In dem Band »Die schnelle und die langsame Liebe« habe ich eigene Erzählungen gesammelt. W. Schmidbauer, Die schnelle und die langsame Liebe, München 2023.

in meinem ersten Buch[42] über die Entwicklung der psychoanalytischen Theorie Freuds Modell aus einem evolutionstheoretischen Standpunkt heraus kritisiert und Neuerungen vorgeschlagen.

Wenn das Unbewusste ein Produkt der Evolution ist, muss es primär dem Leben dienen; daher lehnte ich Freuds Konzept eines Todestriebes ab. Die destruktiven Anteile, die wir in Analysen beobachten, sind nicht in der Triebstruktur verankert; sie entstehen, weil die Kultur seit der Entwicklung besitzender Gesellschaften das Kind überfordert und die animalischen Grundlagen der Verhaltenssteuerung nicht mehr genügend in ihrer Reifung unterstützt werden können.

Das Modell einer Gegenüberstellung von animalischen und narzisstischen Motiven geht davon aus, dass beide Einflüsse potenziell konstruktiv sind und es möglich ist, sie zu verbinden. Der Begriff des Animalischen hat den Vorzug, dass er die für das menschliche Selbstverständnis so kostbare Beobachtung von Tieren und den Respekt vor ihrer Weisheit von Anfang an thematisiert. Der Gegensatz zur Welt der narzisstisch besetzten Ideale und ihrer perfektionistischen Macht hat, verglichen mit dem Begriff des Überich, den Vorzug größerer Erlebnisnähe.

Freuds These von den drei großen Kränkungen der Menschheit durch die Wissenschaft[43] bezieht sich auf Kopernikus (der Mensch und seine Erde sind nicht das Zentrum des Weltalls), Darwin (der Mensch hat sich aus tierischen Vorfahren entwickelt) und endlich Freud: Der Mensch ist nicht Herr im eigenen Haus; sein Ich ist dem Unbewussten ausgeliefert.

Gegen diese These lässt sich einwenden, sie sei ebenso voreilig wie kolonialistisch. Nicht die Menschheit war durch Kopernikus gekränkt, sondern eine bibelgläubige Minderheit. Das gilt noch mehr für Darwin: Dass Tiere und Menschen einander nahe sind und sich womöglich ineinander verwandeln können, ist uraltes Wissen der

---

42 W. Schmidbauer, Vom Es zum Ich. Evolutionstheorie und Psychoanalyse, München 1975.

43 Sigmund Freud, Eine Schwierigkeit der Psychoanalyse, in: Imago. Zeitschrift für Anwendung der Psychoanalyse auf die Geisteswissenschaften, Bd. V, 1917, S. 1–7.

Jägerkulturen und eine nicht weniger lange Tradition in den Gesellschaften, die durch das Modell der Seelenwanderung eine existenzielle Nähe zwischen Mensch und Tier herstellen. Den dadurch beförderten Respekt vor der Vielfalt des Lebens vermissen wir in Zeiten des Artensterbens. Seiner Würde und Nähe zu uns beraubt, wird das Tier zum Gegenstand von Ausbeutung und zum ignorant geopferten Hemmnis des Fortschritts.

Für jeden, der sich auf ihre Bedeutung einlässt, ist die Einsicht Darwins ganz und gar keine Kränkung. Der Vergleich mit dem Tier erniedrigt nicht, er befreit und weckt Aufmerksamkeit für Gemeinsamkeiten wie für Unterschiede. In vielen Fragen zur seelischen Gesundheit können wir von Tieren lernen, denn sie handeln weit angemessener in den Konflikten zwischen Alt und Jung, Mann und Frau, als es Personen gelingt, die ihre narzisstischen Erwartungen absolut setzen.

Ein Beispiel: Säugetiere gehen in der Regel nachsichtig und fürsorglich mit ihrem Nachwuchs um, solange dieser Muttermilch und Schutz vor Gefahren braucht. Sobald Jungtiere geschlechtsreif sind, hat das ein Ende. Die Mutter darf lästig finden, was sie bisher fürsorglich erfüllte. Kinder werden von nun an wie Erwachsene behandelt und behandeln ihrerseits die Eltern so.

Das bedeutet, dass Nähe und Distanz impulsiv reguliert werden. Wer Nähe möchte, etwa die beliebte soziale Fellpflege, sucht Nähe; wer Distanz möchte, sichert diese durch eine kalte Schulter und notfalls durch Drohung. Kein Tier würde seine Mutter durch Vorwürfe quälen, dass es nicht genug Milch bekommen hat; keine Mutter würde ihr Kalb undankbar nennen, weil es ihr keine Privilegien einräumt.

Das lässt sich nicht vollständig auf komplexe kulturelle Abhängigkeiten übertragen. Wer aber behauptet, wir könnten nicht von solchen Vorbildern lernen, verrät geringe Kenntnis, wie heftig narzisstische Konflikte Eltern und Kinder belasten. Ich empfinde solche animalischen Orientierungen als hilfreich und klärend, als Basis für einen stabilen, liebe- und rücksichtsvollen Austausch. Wir erheben uns dünkelhaft über das Tier – und sollten doch akzeptieren, dass es uns oft an Weisheit überlegen ist.

Philosophen und Zen-Meister raten uns, den Augenblick zu genießen, uns nicht mit Kränkungen der Vergangenheit oder Ängsten vor der Zukunft zu plagen, zu essen, wenn wir hungrig, zu ruhen, wenn wir müde sind. Ärzte und Therapeuten werden von Patienten aufgesucht und bedrängt, doch endlich den gültigen Weg gewiesen zu bekommen, wie diese schwierigen Aufgaben zu meistern seien.

Indes liegt die Katze auf dem Fensterbrett über der Heizung, kann das alles und denkt nicht daran, uns ihr Rezept zu verraten. Nur der Frau, die ihre Katze liebt, wird sie ein wenig davon abgeben.

Freuds großes Darwin-Missverständnis von der Erniedrigung des Menschen durch seine Nähe zum Tier wird nicht nur Kulturen außerhalb der biblisch geprägten, monotheistischen Welt befremden, es raubt uns Verständnismöglichkeiten und vor allem Korrekturen eines Perfektionismus, in dem die animalische Basis unserer Beziehungen nicht durch Empathie und Integration kultureller Wertvorstellungen ergänzt, sondern durch narzisstisch besetzte Ideale überschrieben, gelöscht, ja verboten wird. Das Tier in uns kann Helfer sein oder zum Dämon werden.

Die romantische Liebe war und ist von den ersten Entwürfen bis zu ihrer Blütezeit im 19. und 20. Jahrhundert ein revolutionäres Modell. Ihre animalische Basis ist konstant geblieben, nur die Strukturen haben sich verändert, gegen die sie rebelliert, um sich Raum zu schaffen. Heute kämpft sie gegen einen Leistungsdruck, der auch das intime Leben zu unterwerfen sucht und die Sexualtechnik taylorisiert, gegen die Angst vor Nähe, die das ganze Liebesunternehmen angesichts der Unerfüllbarkeit perfektionistischer Vorstellungen meidet, gegen die Oberflächlichkeit einer fragmentierten Befriedigung, deren Karikatur die pornographische Szene wird. Und während der patriarchalischen Vergangenheit zugewandte, fundamentalistische Bewegungen gegen die Freiheit der Liebeswahl antreten, geht es an einer anderen Front um die Frage, wie viel Tiefe und Verlässlichkeit einer Bindung wir noch ertragen können.

# Literatur


Assmann, J. (2003). Die Mosaische Unterscheidung oder Der Preis des Monotheismus. Hanser, München

Beck, U. (1986). Risikogesellschaft. Auf dem Weg in eine andere Moderne. Suhrkamp, Frankfurt a. M.

Flaßpöhler, S. (2018). Die potente Frau. Für eine neue Weiblichkeit. Ullstein, Berlin

Freud, S. (1904/1905). Drei Abhandlungen zur Sexualtheorie. G. W. Bd. V, Fischer, Frankfurt

Freud, S. (1909). Aus der Analyse eines fünfjährigen Knaben. G. W. Bd. VII, Fischer Frankfurt

Freud, S. (1917). Eine Schwierigkeit der Psychoanalyse. In: Imago. Zeitschrift für Anwendung der Psychoanalyse auf die Geisteswissenschaften V, 1–7

Freud, S. (1921). Massenpsychologie und Ich-Analyse. Wien 1921, später in G. W. Bd. XIII, Fischer, Frankfurt

Groddeck, G. (1971). Der Mensch und sein Es. Limes, Wiesbaden

Illouz, E. (2018). Warum Liebe endet. Eine Soziologie negativer Beziehungen. Suhrkamp, Berlin

Janosch (Horst Eckert) (2022). Ich liebe eine Tigerente. Mit einem Nachwort von Wolfgang Schmidbauer. Reclam, Stuttgart

Marquardt, T. & Wagner, J. (Hrsg.) (2017). Unmögliche Liebe. Die Kunst des Minnesangs in neuen Übertragungen. Zweisprachige Ausgabe. Hanser, München

Pühl, H. & Schmidbauer, W. (Hrsg.) (2009). Eventkultur. Leutner, Berlin

Schmidbauer, W. (1972). Die sogenannte Aggression. Die kulturelle Evolution und das Böse. Hoffmann und Campe, Hamburg

Schmidbauer, W. (2005). Vom Es zum Ich. Evolutionstheorie und Psychoanalyse. Leutner, Hamburg

Schmidbauer, W. (2014). Unbewusste Rituale der Liebe. Klett-Cotta, Stuttgart

Schmidbauer, W. (2017). Helikoptermoral. Empörung im öffentlichen Raum. Murmann, Hamburg

Schmidbauer, W. (2017). Die deutsche Ehe. Liebe im Schatten der Geschichte. Orell Füssli, Zürich

Sennett, R. (2009). Handwerk. Berlin Verlag, Berlin

Turner, V. (1969). The ritual process: structure and anti-structure. Aldine Publ., Chicago

Turner, V. (1974). Dramas, fields and metaphors: Symbolic action in human society. Cornell University Press, Ithaca, NY

Turner, V. (1977). Variations of the theme of liminality. In: Secular ritual. Ed. S. Moore & B. Myerhoff. Van Gorcum, Assen, S. 36–52.

Turner, V. (1978). Image and pilgrimage in Christian culture: Anthropological perspectives. Columbia University Press, New York

Turner, V. (1982). From ritual to theater: The human seriousness of play. PAJ Publications, New York

Van Gennep, A. (1909): Les rites de passage. Nourry, Paris (deutsch: Übergangsriten. Campus, Frankfurt/Main 1960